MANUEL

DU

MALADE A VICHY

PAR

M. AMABLE DUBOIS

D. M. P.

Médecin-Inspecteur en chef de l'Établissement thermal
de Vichy,

Ancien médecin des Épidémies et de la Maison de correction
du département de la Somme,
Ancien Professeur adjoint à l'École secondaire de Médecine d'Amiens,
Ancien membre de la Société médicale,
du Conseil de Salubrité et de l'Académie des Sciences d'Amiens,
Membre correspondant de plusieurs Académies et Sociétés savantes
de département,
Ancien Représentant aux Assemblées constituante et législative, etc., etc.

DEUXIÈME ÉDITION

VICHY

A. WALLON, IMPRIMEUR-ÉDITEUR

ET CHEZ TOUS [LES LIBRAIRES

1870

Vichy, imp. Wallon.

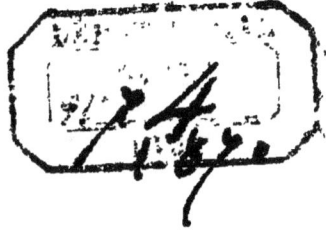

MANUEL

DU

MALADE A VICHY

MANUEL

DU

MALADE A VICHY

PAR

M. AMABLE DUBOIS

D. M. P.

Médecin-Inspecteur en chef de l'Établissement thermal
de Vichy,

Ancien médecin des Épidémies et de la Maison de correction
du département de la Somme,

Ancien Professeur adjoint à l'École secondaire de Médecine d'Amiens,

Ancien membre de la Société médicale,

du Conseil de Salubrité et de l'Académie des Sciences d'Amiens,

Membre correspondant de plusieurs Académies et Sociétés savantes
de département,

Ancien Représentant aux Assemblées constituante et législative, etc., etc.

DEUXIÈME ÉDITION

VICHY

A. WALLON, IMPRIMEUR-ÉDITEUR

TOUS LES LIBRAIRES DE VICHY

—

1870

AVANT-PROPOS

Depuis que les eaux minérales ont conquis une place éminente, aujourd'hui incontestée, dans la thérapeutique, le nombre des personnes qui se rendent tous les ans aux stations thermales devient de plus en plus considérable. Parmi ces personnes, il en est beaucoup qui, réellement malades, se laissent guider par les conseils éclairés de leur médecin, mais il en est d'autres qui ne suivent que leur caprice, et ne voient dans un voyage aux eaux qu'une partie de plaisir.

Que ces personnes se rendent aux Pyrénées ou sur les bords du Rhin, en Suisse ou vers une plage maritime, peu leur importe: elles n'ont qu'un but, c'est de quitter, pendant un mois, la ville et les affaires; c'est de retrouver ailleurs la foule et des distractions de tout genre. Nous n'avons qu'un conseil à leur donner, c'est de s'abstenir des eaux, qui, prises sans indications, sans prudence, pourraient développer une maladie grave.

Il n'en peut être ainsi pour les malades: ils ne sauraient se porter indifféremment vers telle ou telle source. Toute médication thermale constitue un des moyens les plus actifs que la Providence nous ait donnés pour combattre une foule d'affections devant lesquelles la médecine restait impuissante; il ne faut donc y avoir recours que sur des indications précises et avec tous les ménagements prescrits par une longue et sage expérience.

Beaucoup de livres ont paru et paraissent tous les jours, ayant pour but de donner aux malades les renseignements dont ils ont besoin : on peut les séparer en trois classes.

Les uns ne sont en quelque sorte que des œuvres de littérature légère, des impressions de voyage. On y décrit le pays, les sites qu'il présente, les promenades, les excursions, les plaisirs divers auxquels on peut se livrer ; on raconte les vieilles chroniques, même les légendes. Leur lecture offre un passe-temps agréable, quand ils sont bien écrits ; mais ils n'ont aucune importance, ni aucune utilité au point de vue médical.

D'autres sont des œuvres de science faites exclusivement pour les médecins. Plus ces livres sont bien faits, moins ils conviennent aux malades. Le médecin qui se respecte n'écrit que pour ceux qui peuvent le comprendre. Se rappelant les

travaux auxquels il s'est livré, les graves
études qu'il a dû faire, pendant de longues années, avant de s'essayer à la pratique médicale, il sait bien qu'il ne pourra
jamais, à l'aide de ses écrits, mettre les
malades à même de reconnaître l'affection
dont ils sont atteints et le traitement
qu'elle exige. Tout ce qu'il publiera sera
lu avec fruit et justement apprécié par ses
confrères. Que l'on partage ou non l'opinion qu'il émet, elle sera discutée sérieusement, et toujours on rendra justice à
l'amour du bien et de la science qui a
guidé sa plume. Hâtons-nous de dire que
le nombre de ces ouvrages consciencieux
augmente tous les jours.

Mais il est une troisième classe de livres
qui n'ont pas une aussi haute visée. Ils ne
recherchent ni le bien du malade, ni le
progrès de la science. Sous le prétexte
décevant de mettre celle-ci à la portée des
gens du monde, ils ne veulent qu'une ré-

clame pour la source qu'ils célèbrent, et surtout une réclame pour l'auteur. L'homme du monde ne connaissant ni l'anatomie, ni la physiologie, ignorant tout ce qui concerne l'organisation humaine, ne saurait comprendre les explications qu'on a la prétention de mettre à sa portée. Si malheureusement il croit avoir acquis cette science, c'est bien pis encore : à l'aide de ces mauvais livres, il se persuade qu'il peut se passer des conseils d'un médecin et se diriger dans le traitement qu'il doit suivre. On voit même, à toutes les sources, de ces malades docteurs improvisés, qui non-seulement se traitent eux-mêmes, mais qui ont encore assez d'assurance pour diriger la cure d'autres malades et les faire participer à leur science aussi vaine que trompeuse. Ayant en main la description tronquée d'une affection dont les symptômes présentent quelque analogie avec ceux qu'ils éprouvent, ils

n'hésitent pas à se guider eux-mêmes,
sans s'apercevoir qu'une foule de circonstances à eux inconnues peuvent les éga-
rer dans la fausse route qu'ils suivent, et
qu'il ne faut pas se fier au tableau magique
des cures merveilleuses et presque incro-
yables qu'on leur a mis devant les
yeux.

Les réflexions qui précèdent m'ont été
faites par un de mes clients, homme de
bon sens, et ayant commencé jadis quelques études médicales. Il s'étonnait de
l'aplomb avec lequel certains livres, certaines brochures, distribués jusque dans
les hôtels, présentaient comme nouvelles
des méthodes de traitement datant de plusieurs siècles, et faisaient grand bruit d'expériences incomplètes que la science et
l'observation n'avaient pas encore consa-
crées.

— Et cependant, me disait M. M***, il
y a quelque chose à faire pour nous, pau-

vres malades ! Qu'avons-nous besoin de savoir ce qu'il y a dans vos eaux, les combinaisons qu'elles présentent, celles qui se passent dans notre estomac ou dans nos autres organes ! Peut-être les ignorez-vous vous-mêmes, et ne nous donnez-vous comme réel que le résultat d'hypothèses plus ou moins probables. Comment voulez-vous nous faire comprendre les changements opérés par la maladie dans chacun de nos tissus, et la manière dont les eaux minérales peuvent les ramener à leur état normal? Tout cela, c'est votre affaire : la nôtre, c'est d'être guéris, et le plus tôt possible ; c'est de savoir d'une manière claire et précise ce que nous devons faire avant, pendant, après la saison, pour préparer, aider, consolider la cure que vous allez tenter. Quant à tout ce qui est science médicale, gardez-le pour d'autres publications plus savantes ; adressez vos observations à l'Académie de médecine, au

Corps médical ; là vous trouverez des hommes pour vous comprendre, et des juges pour apprécier ce que vous pouvez dire d'utile.

J'ai pendant longtemps résisté aux sollicitations souvent renouvelées de ce malade et de plusieurs autres : si je cède aujourd'hui, c'est que je crois avoir acquis par huit années d'observation le droit de parler avec connaissance de cause. Selon la recommandation de M. M***, je ferai tout mon possible pour être clair et précis ; je dirai tout ce qui est utile de faire avant, pendant, après la saison ; je mettrai de côté toutes explications hypothétiques et savantes ; tous les termes trop scientifiques et inintelligibles pour le lecteur qui ne sait ni le latin ni le grec.

Autant que possible, je me mettrai, si je donne quelques explications, à la portée réelle des hommes ne sachant rien des sciences médicales. J'appuierai surtou sur l'hygiène, beaucoup trop négligée par les malades. Et si, dans cet ouvrage, je puis convaincre qu'il ne faut pas se faire un jeu de l'emploi des eaux minérales ; que pouvant faire beaucoup de bien, elles peuvent par celà même faire beaucoup de mal ; qu'il est sage de s'entourer de conseils éclairés pendant une cure thermale, j'aurai obtenu le seul succès que je désire et que je puisse attendre.

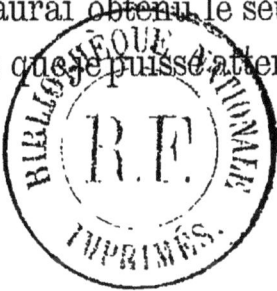

MANUEL

DU

MALADE A VICHY

CHAPITRE PREMIER

AVANT LA SAISON

§ Ier.—**Quand il faut s'abstenir des eaux minérales**

Si puissante que soit l'action des eaux minérales, et par cela même qu'elle est puissante,
il ne faut pas croire qu'il soit bon de les employer contre toutes les maladies.

D'abord, dans toutes les affections à forme
aiguë, lorsqu'il y a inflammation et fièvre, il
faut s'en abstenir complétement : non-seulement elles ne pourraient produire de bons

effets, mais elles donneraient une activité plus grande à la maladie, et amèneraient promptement des résultats funestes. C'est quand l'inflammation est arrêtée, ou quand elle a revêtu la forme chronique, qu'il est temps d'y avoir recours ; encore faut-il ne point trop se hâter et laisser passer plusieurs mois, si l'on ne veut voir l'affection première se réveiller avec une intensité nouvelle.

Les eaux minérales ne peuvent même être employées dans tous les cas de maladie chronique. Si l'affection est arrivée à un tel point de gravité qu'il y ait désorganisation du tissu malade, il n'y a rien à espérer d'une cure thermale ; comme dans les maladies aiguës, elle accélèrerait une terminaison fatale : la fatigue du voyage, la déception qu'éprouverait le malade qui ne ressentirait aucun bon effet des eaux ajouteraient à la gravité du mal : le découragement abattrait le peu de forces du patient, et bientôt la mort achèverait son œuvre.

C'est ce qui arrive tous les ans, à Vichy, pour un certain nombre de malades venus, les uns trop tôt, avant le moment où les eaux peuvent être utiles ; les autres beaucoup trop tard, et lorsqu'il n'y a plus de ressources. Or,

je ne connais rien de plus triste que de mourir
à cent lieues de sa maison, dans un hôtel,
loin de ses parents, de ses amis, privé de tous
ces soins, de toutes ces tendresses qui adou-
cissent les derniers moments de l'existence.
On entend souvent dire que le médecin, déses-
pérant d'un malade, l'envoie aux eaux pour
se débarrasser de lui ; c'est là une indigne
calomnie : toujours, dans ces cas, c'est le malade qui persécute le médecin pour obtenir
une autorisation longtemps sollicitée ; ce sont
les parents, les amis qui poussent à un voyage
dangereux. Le seul tort du médecin serait de
ne pas s'exprimer assez nettement sur les inconvénients et l'inutilité de cette résolution.

Il y a cependant des cas où le médecin
envoie son malade aux eaux, sans avoir la
certitude qu'elles lui seront utiles : c'est quand
il n'a pas la conviction bien acquise qu'il y a
désorganisation des parties affectées ; du moment qu'il reste une chance de salut, il ne
doit pas la négliger. On pourrait citer de
nombreuses observations d'engorgements énormes, durant depuis longues années, accom-
pagnés d'une série de symptômes qui peuvent
faire croire à une dissolution prochaine, et
qui cependant se dissipent avec une rapidité

merveilleuse. Sans doute tous les malades ne sont pas aussi heureux, mais dès qu'une seule chance de salut reste encore, le médecin doit la saisir, et il serait coupable de s'y refuser, dût le résultat ne pas répondre à son attente. Je ne nie pas que le médecin ne soit alors dans une position très-délicate : il lui est difficile de se prononcer dans ces cas douteux ; il a besoin de toute son attention, de toute son expérience, pour prendre un parti. C'est à lui d'éclairer les parents, ceux qui entourent le malade, de montrer la chance heureuse et les revers probables, et de mettre ainsi à l'abri sa responsabilité.

Quand ces malades arrivent aux eaux, que peut faire le médecin auxquels ils s'adressent ? S'il lui est prouvé que la cure sera fatale, renvoyer le malade au plus vite. Mais si le retour est déjà impossible, il faut bien qu'il se résigne à le garder, tout en prévenant les parents du mauvais succès qu'il prévoit.

Dans les cas douteux, la position est plus difficile. Le malade veut prendre les eaux dont il espère sa guérison. C'est alors qu'il faut procéder avec la plus grande prudence ; s'assurer que les prescriptions seront rigoureusement suivies, qu'elles ne seront jamais dépas-

sées. Au bout de quelques jours, il saura bien
voir si les eaux doivent être nuisibles, et alors
il renverra le malade ; mais si quelque bon effet
se fait sentir, c'est alors qu'il redouble de soins
et d'attention. Je suppose que, dans tous ces
cas, le malade n'est pas seul, mais accompagné
par une personne de confiance. Je ne voudrais
jamais répondre du succès d'une cure, dans
toute affection grave, dont le sujet serait livré
aux soins exclusifs de personnes étrangères,
de domestiques d'hôtel, même d'une garde qui
n'aurait pas été envoyée avec le malade, et
ayant la confiance de la famille.

§ II. — Choix de la source thermale.

Il n'y a pas de livre traitant d'une source
minérale qui ne se termine par une longue
nomenclature des maladies que doit guérir
cette source. A ne considérer que ces nomen-
clatures qui sont presque toutes identiques,
on pourrait croire que le choix des eaux est
indifférent, et que partout le malade trouvera
soulagement et guérison : l'erreur serait
grande et fatale.

En effet, la même maladie peut offrir de
grandes différences selon la constitution du
sujet, son tempérament, l'âge, le sexe, les
maladies antérieures, les traitements qu'il a
subis, selon une foule de circonstances qui lui
donnent un caractère distinct, particulier,
exigeant un traitement spécial pour chaque
cas déterminé. Ne voyons-nous pas tous les
jours, traiter une fluxion de poitrine ici par
la saignée, là par l'émétique à haute dose,
ailleurs par l'alcool ou des moyens révulsifs,
et croit-on que le médecin agisse au hasard,
et sans avoir des motifs puissants qui règlent
sa conduite ?

Il en est de même et à plus forte raison
dans les maladies chroniques. La même affection, selon les circonstances diverses qui se
présentent, sera traitée avec avantage par
des eaux minérales de nature très-différente.
C'est la connaissance de ces applications différentes qui est nécessaire au médecin pour
déterminer son choix dans la source à préférer ; il ne doit agir, ni dans un intérêt particulier, ni par esprit de camaraderie ; il ne
peut voir que le bien du malade, et il emploie
toute son expérience à ne pas faire fausse
route. Or, si le médecin a besoin de toute son

attention pour ne pas se tromper, que penser de ces braves gens qui se décident par eux-mêmes, ou après avoir lu un livre, ou sur le conseil d'un autre malade qui s'est bien trouvé de telle ou telle source, sans se douter que les résultats pourront être contraires.

§ III. — Note du médecin.

Quand il a été décidé qu'une cure thermale était nécessaire, quand le choix de la source a été fait, le malade se met en route, et vient nous trouver, s'en rapportant souvent à lui-même du soin de nous rendre compte de sa maladie : c'est une faute. Il y a peu de personnes en état de faire l'histoire de leurs souffrances avec toute la netteté désirable. J'en ai vu cependant qui avaient rédigé elles-mêmes une notice très-détaillée. Mais que de choses inutiles ! que de longueurs ! quelle importance attachée à des symptômes très-secondaires, qui attirent l'attention du malade parce qu'ils sont plus douloureux ou plus palpables, et qui négligent les symptômes essentiels que l'on passe sous silence !

C'est à son médecin ordinaire que le malade
doit s'adresser pour rédiger cette notice importante. Un grand nombre de nos confrères,
appréciant l'utilité des détails qu'ils nous
donnent, retracent avec soin l'histoire de la
maladie dès son début, sa marche, ses progrès,
toutes les alternatives qu'elle a présentées,
les divers traitements subis, les effets qu'ils
ont produits. Ils savent combien il nous importe de connaître la vie physiologique du
malade depuis son enfance, les causes physiques ou morales de l'affection ; l'état de
santé des parents, aïeux, oncles, frères, cou-
sins germains et surtout des enfants.

L'hérédité de certaines maladies est malheureusement un fait trop constant. Sans doute,
on n'est pas nécessairement, fatalement voué à
la phthisie, au cancer, aux affections nerveuses,
à la goutte, etc., parce qu'on a eu des parents
atteints de l'une de ces maladies ; mais la pré-
disposition existe toujours et doit être com-
battue ; le vice originel influe souvent sur
toute la famille, sautant une génération, n'attaquant quelquefois que certains enfants d'une
famille, et reparaissant chez les enfants de
ceux qui avaient été préservés.

On ne peut trop insister sur l'utilité de cette

notice rédigée par le médecin ordinaire. Le
médecin des eaux saura bien, il est vrai, suppléer à l'absence de cette notice par de nombreuses questions ; mais il est bien des choses
qui lui échapperont peut-être, soit parce que le
malade n'en comprendra pas l'importance,
soit parce qu'il les passera volontairement sous
silence, n'aimant pas à révéler à celui qu'il ne
connaît pas et qui n'a pas encore sa confiance,
ce qu'il regarde comme des secrets de famille.
Fût-elle même incomplète, l'histoire de la maladie et de toutes les circonstances antérieures
ou concomitantes mettra le médecin sur la
voie des questions à poser ; il aura au moins
pour lui bénéfice de temps, ce qui est précieux
pour celui qui, au fort de la saison, a souvent
deux ou trois cents malades à diriger.

§ IV. — Époque de la Saison.

Commencer la saison thermale au 15 mai,
c'est bien tard. Les malades pourraient très-
avantageusement venir dès le 1er avril ; ce mois
est ordinairement très-beau ; il fait froid le
matin et le soir, et il gèle souvent la nuit ; mais
dès 10 heures du matin, il fait chaud et jusqu'à

7 heures du soir, la température est fort agréable, il en est de même vers la fin de la saison qui pourrait être prolongée, jusqu'au 30 novembre, et souvent au-delà : à Vichy, l'automne est généralement superbe. Un seul obstacle se présente, c'est la solitude dans laquelle on se trouve. L'ennui vient vite, en l'absence de toute distraction : c'est à la Compagnie fermière, si intelligente pour ses intérêts, si désireuse de satisfaire à tout ce qui peut rendre le séjour de Vichy agréable aux malades, de voir s'il est possible d'ouvrir le Casino plus tôt, et de le fermer plus tard, d'avancer et de prolonger la saison des concerts et du théâtre. C'est une affaire de profits ou de pertes, elle seule peut être juge.

Les mois de décembre, janvier, février et mars sont généralement froids et humides ; la neige et la gelée se succèdent rapidement ; La température est excessivement variable, comme dans tous les pays voisins des montagnes. Quelques malades viennent cependant alors faire une saison. La plupart n'en retirent guère de profit. Je l'avoue franchement, je préfererais que l'établissement fût complètement fermé pendant ces quatre mois, plutôt que de voir compromettre par ses nombreux insuccès, la bonne et juste réputation de nos eaux.

A ceux qui sont malades depuis longtemps, on peut dire : venez plus tôt ! A ceux qui sont atteints tout-à-coup d'accidents graves, je dirai : laissez calmer votre organisation ébranlée par ces accidents. Il y aurait danger pour vous à ne pas retarder le voyage de quelques mois ; mais en attendant, prenez chez vous des bains, au coin de votre feu ; buvez de l'eau de Vichy, à petites doses, mais ne la buvez pas froide, puis venez au mois d'avril ; alors la cure vous sera beaucoup plus profitable.

Pour se fixer sur l'époque la plus favorable, il faut considérer la température du lieu où l'on doit se rendre, celle du pays que l'on habite, et l'effet que l'on attend des eaux.

Tout près de nous, au Mont-Dore, la saison ne commence guère qu'aux derniers jours de juin, et se termine le plus souvent dès les premiers jours de septembre, parce qu'alors le froid et souvent la neige chassent les voyageurs. Il en est de même partout où les sources sont très-élevées, et dans les gorges de montagnes où le soleil ne pénètre que pour quelques heures de la journée.

Mais Vichy est situé dans une vallée ouverte

du sud au nord; abritée à l'est et à l'ouest par
des collines peu élevées, mais suffisantes pour
arrêter le cours des vents qui soufflent de ces
deux points. Aussi le printemps est-il précoce ;
les chaleurs de l'été y sont très intenses : presque tous les ans, elles atteignent 35 degrés
centigrades, et même au delà. Ces chaleurs
sont nuisibles à un certain nombre de malades ,
et un ancien inspecteur, M. Lucas, faisait fermer l'établissement pendant le mois de juillet :
il ne souffrait même pas que les buvettes fussent
ouvertes pendant les jours d'orage. L'expérience lui avait prouvé qu'alors nos eaux sont
plus lourdes et d'une digestion plus pénible.

A la vérité, du 25 mai au 25 juin, le temps
est quelquefois froid et humide, mais on se ga-
rantit facilement de cet inconvénient par des
vêtements chauds et épais, et nous ne voyons
jamais nos malades souffrir de ces froids humides, quand ils prennent les précautions nécessaires.

Du 20 août à la fin de septembre, et même
au-delà, le temps est ordinairement très-beau ;
les matinées, un peu froides, sont belles, et
les soirées superbes. C'est sans contredit le
meilleur moment de la saison, et cependant
c'est celui où il nous vient le moins de monde.

A quoi celà est-il dû? A la mode d'abord, ou si l'on veut, à l'usage, puis à la crainte assez répandue des fièvres intermittentes. Ce préjugé est entretenu avec soin par des rivalités qui trouvent ainsi moyen de faire leur profit de ce qui peut nuire à notre établissement. Tous les médecins qui connaissent Vichy savent que l'air y est très pur, qu'il n'y a là aucune cause d'émanations paludéennes, qu'il n'y a pas plus de fièvres intermittentes parmi nos malades que partout ailleurs, et que ceux qui en sont atteints sont presque tous des habitants du pays où les fièvres intermittentes sont endémiques; que s'ils ont la fièvre chez nous, c'est qu'ils en ont apporté le germe avec eux, et que Vichy n'est pour rien dans leur maladie.

La température ordinaire du lieu que l'on habite est aussi à considérer. Les habitants du midi de la France, de l'Italie, de l'Espagne, de l'Algérie, auraient tort de venir à Vichy trop tôt ou trop tard ; ils pourraient souffrir de la différence du climat, et ils doivent de préférence choisir les deux mois où les chaleurs sont plus fortes : tout au contraire, ceux qui habitent le Nord, relativement à Vichy, peuvent, sans inconvénient et même avec avantage, choisir le commencement ou la fin de la saison ; ils trouveront une température plus douce que chez eux, et ne seront pas énervés par des chaleurs insupportables à ceux qui n'y sont pas habitués.

Il y a des personnes toujours très sensibles au moindre abaissement de température ; celles-là feront bien de choisir le moment des chaleurs, surtout si elles doivent prendre des bains ou des douches ; évidemment le froid et l'humidité leur seraient contraires.

Enfin il faut considérer l'effet que l'on attend des eaux, et le mode de traitement que l'on doit suivre. Si l'on se rend à des sources agissant activement sur la peau ; si l'on doit prendre des bains ou des douches d'une température élevée, ou des bains de vapeur, il ne faut pas s'exposer à une température qui pourrait amener des refroidissements, une suppression instantanée de la transpiration.

Mais à Vichy ce n'est pas sur la peau qu'agissent surtout les eaux, c'est sur les voies urinaires ; nous donnons peu de bains de vapeurs, le plus petit nombre de nos malades prend des douches, et la température de nos bains est peu élevée : on voit donc qu'il y a avantage pour la plupart, peu d'inconvénients à redouter, et pour très peu de malades, à choisir, pour

venir à Vichv, le commencement ou la fin de
la saison.

Ajoutez à cela la certitude de trouver plus
facilement une heure convenable pour les
bains, un logement plus confortable, des prix
ordinairement plus modérés, et moins de cette
foule fatiguante quelquefois pour ceux qui
savent que le calme est favorable à la bonne
action des eaux, et l'on ne sera plus étonné
de la préférence bien prononcée que je té-
moigne.

§ V. — Durée d'une Saison.

Chez la plupart des malades venant à Vichy,
il est passé en principe qu'une cure d'eaux minérales se compose d'un nombre déterminé de
bains et de verres d'eau. J'en ai vu demander
sérieusement s'ils ne pourraient abréger de
moitié leur séjour en doublant chaque jour la
dose du médicament. Avant que le chemin de
fer fût en voie d'exploitation, on les voyait
retenir leur place pour le départ dès le jour
de leur arrivée, et avant même d'avoir été
consulter un médecin.

Aujourd'hui, le chiffre fixé par la mode est de vingt et un jours. Si le malade exprime le désir de prolonger son séjour, on s'en étonne comme d'une chose extraordinaire : on leur a tant dit qu'après vingt et un jours, les eaux devenaient nuisibles!

Il faut pourtant bien dire aux malades que fixer une durée absolue pour le traitement est une chose absurde. Autrefois une saison était de six semaines au moins ; peu à peu elle descendit à trente jours, puis à vingt et un. Pour peu que l'on continue, et le chemin de fer aidant, on ne voudra plus rester qu'une semaine.

Nous avons vu, il y a quelques années, un train de plaisir venant de Paris nous amener des voyageurs logés, nourris, baignés, ayant un médecin répondant de leur santé, le tout à prix réduit et pour huit jours. Cette entreprise honteuse on peut le dire, a échoué : espérons qu'elle ne se renouvellera plus, et que l'administration supérieure ne souffrira pas que des désœuvrés viennent envahir la place consacrée à nos malades, les étourdir de leurs joies bruyantes, et compromettre la bonne renommée de nos thermes par de telles spéculations.

N'est-il pas évident, pour tout homme de

bon sens, que l'emploi des eaux, constituant
une médication active, la durée du traitement
ne peut avoir rien d'absolu ; qu'elle doit être
proportionnée à la gravité de la maladie, aux
forces du malade, aux effets que produira la
médication elle-même ?

Il y a des cas dans lesquels un traitement
de trois semaines, ou même de quinze jours,
est suffisant, soit parce que la maladie, peu
intense, cède rapidement à l'influence des
eaux ; soit parce que les forces du malade ne
lui permettraient pas de supporter plus longtemps l'eau minérale en bains et en boisson ;
soit parce que les effets produits par la médication sont tels qu'il y aurait impossibilité de
la continuer. Nous ne parlons pas de ceux qui
auraient mieux fait de ne pas venir, et que
nous nous hâtons de renvoyer, mais de ceux
pour qui le traitement était parfaitement indiqué. A part ces quelques malades, il faut
dire que généralement trois semaines, pour
une cure thermale, sont insuffisantes.

Il est bien rare, en effet, qu'après quelques
jours de l'usage des eaux, les malades n'éprouvent pas un malaise, une indisposition qui les
oblige à suspendre le traitement. Ils ont du
dégoût, perte d'appétit, fatigue générale,

diarrhée, etc. Après deux ou trois jours de repos, et quelquefois plus, si les circonstances l'exigent, on reprend le traitement. La tolérance s'établit, les bons effets se manifestent, et c'est au moment où les eaux agissent d'une manière favorable qu'on cesse et qu'on s'en va : les trois semaines sont expirées, et il n'y a eu en définitive que dix ou douze jours de médication utile !

Qu'arrive-t-il alors? C'est que le mieux qui s'est déclaré, n'ayant pas eu le temps de se consolider, n'est pas d'une longue durée ; c'est que, rentré chez lui, le malade revient bientôt dans l'état dont il voulait être débarrassé. On reproche alors aux eaux d'être inefficaces : le reproche est-il juste et mérité?

D'autres, pendant les quinze premiers jours n'éprouvent absolument rien en bien ou en mal, ou même ils voient les douleurs actuelles s'aviver ou d'anciens symptômes dont ils se croyaient guéris reparaître avec une certaine force ; ils se découragent alors, ils cessent la cure, et se hâtent de repartir. Si le médecin leur dit qu'ils ont tort ; que le bien se fera plus tard, que l'accroissement ou le retour des douleurs est le signe que les eaux agissent, et qu'en persistant ils verront le calme revenir

et la santé se consolider, ils sont incrédules, et
croient que toutes ces paroles n'ont qu'un but,
celui de les retenir plus longtemps. Qu'ils s'en
rapportent du moins aux malades qui ont subi
une cure, ils apprendront que le bon effet des
eaux ne se manifeste souvent que beaucoup
plus tard, un et même deux mois après le traitement terminé.

Une cure des eaux, pour être utile, doit
durer un mois au moins et souvent davantage :
plus le séjour aux eaux sera prolongé, plus le
médecin pourra répondre du succès de la médication. S'il n'est pas pressé par la brièveté
du temps qu'on lui accorde, il pourra interrompre le traitement, le reprendre pour l'interrompre encore ; éviter ainsi de fatiguer le
malade, de l'exposer à cette agitation trop
fréquente, qui nuit aux bons effets de la cure,
et qui presque toujours n'a d'autre cause que
la rapidité imprimée à l'emploi des moyens
curatifs.

Le temps est un grand médecin, dit le pro-
verbe. On n'a jamais eu l'idée d'exiger la guérison d'une pneumonie, d'une fièvre typhoïde,
de toute maladie aiguë, en un nombre de jours
déterminé ; comment se fait-il qu'on ait cette
exigence pour des maladies chroniques, sou-

veut bien invétérées, et dont le traitement
doit avoir une durée proportionnée à la durée
de la maladie elle-même?

§ VI. — Du voyage.

Vichy est heureusement situé presque au
centre de la France. Marseille, Bordeaux, le
Hàvre, Lille et Strasbourg s'en trouvent presque à distance égale: environ 600 kilomètres.

Aujourd'hui la plupart des lignes importantes sont achevées, et permettent de venir
rapidement à Vichy. — Ainsi Toulouse qui
était obligée à un long détour, peut venir di-
rectement par le Grand-Central — Bordeaux
qui peut prendre la ligne de Périgueux et
Limoges gagnerait plusieurs heures du trajet,
si les trains de Limoges à Guéret et de Guéret à Moulins étaient mis en communication directe et prompte, au lieu d'être obligés à un
détour énorme par Vierzon et Bourges. —
Malheureusement on ne trouve pas facilement
le moyen de faire comprendre aux compagnies
des chemins de fer, que si elles ont un mono-
pole, il ne peut se justifier qu'en satisfaisant

aux besoins des voyageurs, — C'est ainsi que la Compagnie de Paris à Lyon n'avait encore en 1860 exécuté aucun travail sur le court trajet de St-Germain-des-Fossés à Vichy, et qu'il n'a fallu rien moins que le voyage de l'Empereur en 1861, pour qu'elle se décidât à faire ce tronçon de 12 kilomètres, qui permet d'arriver à Vichy sans transbordement de bagages et sans qu'on ait à se servir de voitures dont le moindre désagrément était de retarder l'arrivée d'une heure et demie à deux heures.

Sur chaque ligne, il y a plusieurs trains qui amènent les voyageurs, soit le matin, soit le soir. Dût-il passer la nuit en voiture, s'il n'y a pas d'inconvénient pour sa santé, le malade fera bien d'arriver à Vichy le matin ou dans le jour.

Le soir, s'il ne connaît pas déjà la localité, ou s'il n'a pas reçu de quelqu'un la connaissant, des indications sur l'hôtel où il doit descendre, il est, à son arrivée, livré aux sollicitations trop bienveillantes des garçons d'hôtel qui, malgré tous les soins de l'autorité locale, le harcèlent sans relâche, et, à force d'importunités, l'entraînent presque malgré lui dans un logement dont il a hâte de sortir le lendemain, et alors ce sont des discussions,

des querelles qui exigent souvent l'intervention du commissaire de police.

Dès Moulins et Nevers, il faut se tenir en
garde contre certains hommes, appelés *pisteurs*
qui font la chasse aux malades, et tàchent de
les conduire dans l'hôtel dont ils sont les four-
nisseurs. — Quelques-uns de ces hommes n'hésitent pas même à faire le *pistage* en faveur de
médecins qui tous, je n'en doute pas, repoussent
et désavouent leur honteuse intervention.

En arrivant le matin, le plus sage est de
laisser ses bagages au bureau de la gare. En
moins d'une heure, on a parcouru la ville ; on
a vu où étaient l'établissement et les sources ;
on a visité des hôtels, discuté les prix ; souvent on rencontre un ami qui vous donne des
renseignements utiles, et l'on peut se caser à
son gré et à sa convenance.

Le plus souvent on fait du choix du logement une simple affaire d'économie, et l'on a
tort. On doit se déterminer sur les forces qui
vous permettent des courses plus ou moins
longues, sur la nature de la maladie qui peut
exiger un régime alimentaire spécial, sur les
relations de société qu'on peut désirer : l'économie est une bonne chose, sans doute, mais la
santé est encore meilleure, et quand on se dé-

cide à venir aux eaux, elle doit être le premier mobile de toutes nos actions.

§ VI. — Préparation au traitement.

Avant de faire prendre les eaux, les anciens médecins avaient soin de préparer le malade. Cette préparation consistait ordinairemert dans le repos, dans la saignée et dans les purgatifs.

Nous voyons des malades qui, à peine débarqués, avant d'avoir pris un logement, avant d'avoir consulté un médecin, courent à toutes les sources pour les goûter, disent-ils, et s'en donnent tout d'abord une bonne indigestion.

Il serait beaucoup plus prudent de prendre, avant tout, un ou deux jours de repos; repos bien nécessaire à des malades qui arrivent exténués par le voyage, et souvent avec tous les symptômes de leur maladie avivés, exaspérés par les secousses du chemin de fer. Outre que le repos aurait l'avantage de calmer cette agitation, il donnerait le temps de se caser convenablement pour la durée de la saison, de voir par soi-même, d'interroger quelques personnes arrivées depuis quelque temps; de choisir un médecin en dehors de certaines influences le plus souvent intéressées et de mauvais aloi. Le médecin, pouvant visiter une ou deux fois le malade avant de formuler le traitement, pourrait mieux reconnaître la maladie et la médication qui lui convient.

La saignée, si chère à nos aïeux, est presque tout à fait abandonnée, et c'est avec raison, quand on pense que la plupart des affections que nous avons à traiter sont de celles où les forces font défaut. Cependant elle peut être utile quelquefois chez des personnes pléthoriques, sujettes à des hémorrhagies et aux hémorrhoïdes. Dans ces cas, il vaudrait mieux que cette saignée préparatoire, qu'elle soit locale ou générale, fût faite avant le départ pour les eaux.

Il en est de même des purgatifs, dont l'emploi est plus souvent nécessaire que celui de la saignée. Un certain nombre de malades ont besoin d'y avoir recours dans les premiers jours de leur arrivée: ce serait un temps utilement gagné si cette médication était employée avant le voyage.

CHAPITRE II

---

§ Ier. — Choix d'un logement.

Il y a dix ans, Vichy n'était réellement qu'un village contenant à peine huit cents habitants. Aujourd'hui c'est une jolie ville de plus de cinq mille âmes. Les voyages de l'Empereur, les travaux qu'il a ordonnés, les nouveaux parcs, une église, une mairie, des bureaux de poste et de télégraphe, des avenues magnifiques aboutissant toutes à la gare, le rachat du péage du pont, toutes ces grandes améliorations, dues à l'initiative du Souverain, ont fait de Vichy un séjour délicieux pendant la saison des eaux. Il y aurait injustice à ne pas dire qu'il a été grandement, activement aidé par la Com-

pagnie fermière qui n'a épargné ni ses soins,
ni son argent pour seconder les vues géné-
reuses de l'Empereur.

Il y a dix ans, les logements étaient rares à
Vichy, et souvent il fallait écrire longtemps à
l'avance, pour retenir la chambre que l'on dé-
sirait avoir. Cet état de choses a bien changé :
L'Empereur a donné l'exemple en bâtissant,
plusieurs châlets dans le nouveau parc : la
ville s'est transformée, agrandie : de vastes
hôtels ont été bâtis, soit autour du parc, soit
dans les rues circonvoisines ; les maisons meublées se sont multipliées. A quelque époque de
la saison qu'arrive le malade, il trouve facilement et en peu de temps un appartement à sa
convenance : le retenir à l'avance n'est donc
plus nécessaire que pour ceux qui désirent
descendre dans un hôtel qu'ils connaissent, et
retrouver la chambre qu'ils ont déjà occupée.

Il y a des hôtels de toute dimension, où l'on
trouve, pour le prix de 6 à 8 francs, de 8 à 10,
et de 10 à 12 francs et au-dessus, par tête et
par jour, le logement et une table d'hôte servie
deux fois par jour d'une manière que l'on peut
dire trop splendide. Ces hôtels, presque tous
très-bien tenus, conviennent à celui qui vient
seul à Vichy, ou qui, accompagné de sa famille

et n'étant pas très gravement malade, aime la société, le mouvement autour de lui, les plaisirs, les distractions incessantes.

Mais si le malade a besoin de soins particuliers ; si le calme et le repos lui sont nécessaires : si souvent condamné à rester au lit, il craint le bruit des allées et venues, des salons, de la danse, du chant, du piano, l'hôtel ne peut lui convenir.

Dans les maisons meublées on n'arrête prix que pour le logement ; quant à la nourriture, ou bien on la fait préparer par ses domestiques, ou l'on s'entend avec la maîtresse de la maison qui se charge de faire acheter et préparer les aliments que l'on désire. Il n'y a probablement pas d'économie à procéder ainsi ; mais pour les personnes astreintes à un régime spécial, on y trouve l'avantage d'avoir des aliments moins variés sans doute qu'à une table d'hôte, mais plus en rapport avec la maladie et les forces de l'estomac, comme avec la prescription du médecin.

Une nouvelle facilité va être donnée, cette année même, aux personnes venant à Vichy pour quelques jours, et aux malades qui ne s'arrangent pas des tables d'hôte. La Compagnie fermière mise en demeure par un ordre

du ministre, a traité avec une Compagnie spéciale pour la construction d'un café-restaurant
près du Casino. Ce café restaurant est ouvert
depuis le 15 mai.

Cette Compagnie a de plus loué l'hôtel Sornin,
pour y recevoir ceux qui ne font que passer,
ou qui aiment mieux vivre très-simplement. —
De là une tempête affreuse, soulevée contre la
Compagnie fermière qui veut, dit-on, tout
accaparer, et ruiner tous les habitants de
Vichy.

Je n'ai pas à entrer dans tous les détails
d'une lutte où il me semble qu'il n'y a en jeu
plus d'intérêts personnels que d'amour du bien
public. Mais je me demande quel tort peut
faire aux habitants de Vichy que M. Sornin,
au lieu de tenir lui-même son hôtel l'ait affer-
mé à d'autres exploitants? Quant au café, il
existait à l'extrémité nord du parc, il sera
désormais à l'extrémité sud, qu'importe encore
pour la prospérité de Vichy? mais le restaurant! Eh bien, nos malades vraiment malades
préfèreront probablement les maisons meu-
lées où ils trouvent des chambres saines, et
une nourriture de leur choix. — Le restaurant
recevra les touristes venant à Vichy pour
quelques heures et les personnes qui viennent

faire une saison sans être fort malades, mais qui ne peuvent s'arranger de la nourriture trop variée des tables d'hôte. Je vois là une grande, très-grande amélioration et je suis certain que la presque totalité de mes confrères partagera mon opinion.

Les personnes qui ne regardent pas à la dépense peuvent, dans les hôtels, se faire servir dans leur chambre, et réunir ainsi une partie des avantages des deux genres d'établissement.

Enfin, il y a à Vichy, en petit nombre toutefois, des habitations propres à loger une famille entière, avec les domestiques, les chevaux, la voiture, quand on se fait suivre de tout cet attirail assez embarrassant. Le prix de ces habitations est nécessairement assez élevé ; mais, en traitant de gré à gré avec les propriétaires, on les trouve toujours disposés à à faire des sacrifices pour s'assurer une clientèle qui n'est jamais très nombreuse.

Dans le choix de son logement, on doit consulter l'état de ses forces. Si la marche est pénible et fatigante, il est préférable de se placer près de l'établissement de bains, ou plus tôt près de la source dont on doit faire usage. On ne va aux bains qu'une fois par jour,

tandis qu'il faut se rendre deux fois à la source :
pour quelques personnes cette considération
est très importante.

Mais si le malade peut supporter une longue
course, peu lui importe d'être logé au centre
ou aux extrémités de la ville. La marche est
recommandée aux buveurs d'eau minérale, et
la ville n'est pas assez étendue pour qu'il y ait
jamais fatigue à la parcourir dans toute sa lon-
gueur.

Dans tous les cas, il faut choisir un logement sain et bien aéré. Le malade qui, par
nécessité ou par goût, restera de longues
heures dans sa chambre, doit la choisir grande,
haute, bien aérée, ayant une vue agréable,
soit sur des jardins ou sur la campagne, soit
dans une rue qui lui donne la distraction d'un
mouvement animé. Celui qui ne doit occuper
sa chambre que pendant la nuit, en quelque
sorte, et qui pendant le jour fréquente les salons et les promenades, peut être moins difficile dans son choix, mais il doit tenir avant
tout à ce que l'air se renouvelle facilement.
Les logements malsains sont très rares à
Vichy, et disparaissent tous les ans par les
constructions nouvelles et par un meilleur
aménagement ; il en est cependant quelques-

uns encore que l'on devrait proscrire. En 1853,
j'ai vu une chambre qui n'aurait dû contenir
que deux lits tout au plus, et où l'on en avait
placé cinq. L'appartement n'avait pas de fenê-
tre ; l'air et la lumière ne pénétraient que par
une porte vitrée ouvrant sur une cuisine. Je
fus presque asphyxié en entrant dans ce bouge ;
je m'empressai d'en faire sortir la malade que
j'allais y voir, mais je me fis de la propriétaire
une ennemie irréconciliable. Il y a des malades qui, mécontents d'un hôtel où les a con-
duits un pisteur, ou bien désirant se rapprocher
d'un ami, quittent l'hôtel et n'hésitent pas à
dire que c'est leur médecin qui leur a imposé
ce changement. — Souvent cette allégation
est fausse, et a pour résultat d'attirer au médecin une haine terrible, mais trop juste, si un
médecin se rendait coupable de cette mauvaise
action dans un intérêt personnel. Il serait
juste aussi que les maîtres d'hôtel ne cher-
chassent pas à détourner les malades au profit
de leur *protégé.* C'est là un vrai pistage peu
honorable.

Dans beaucoup de villes, personne ne peut
loger sans que les appartements aient été
visités par une commission sanitaire qui détermine le nombre d'individus que l'on peut y

recevoir et les améliorations dont ils sont
susceptibles. J'ai souvent regretté, et je
regrette encore qu'à Vichy il n'y ait pas une
commission de ce genre pour les maisons recevant les malades pauvres. C'est pour eux
surtout qu'un logement salubre est nécessaire,
et, je dois le dire, sous ce rapport Vichy laisse
à désirer.

D'une chambre très-convenable à une autre
qui l'est beaucoup moins, la différence est à
peine d'un franc par jour : c'est une trentaine
de francs au plus pour la saison ; c'est donc une
très-mauvaise économie, quand on pense à l'influence qu'a sur la santé un appartement dé-
pourvu d'air et de lumière.

§ II. — Choix d'un médecin.

Jusqu'à présent, le libre usage des eaux minérales avait été interdit aux malades, du
moins quant aux bains et aux douches. Par une
de ces anomalies qui ne s'expliquent guère, ils
pouvaient bien se présenter aux buvettes des
sources et boire à volonté, au-delà même de ce

qu'exigeait la prudence, mais aucun d'eux ne
pouvait aller à l'établissement réclamer un
bain ou une douche , sans une autorisation
spéciale. Si quelques personnes se plaignaient
de cette exigence c'était le très-petit nombre,
et la plupart se félicitaient d'un assujettissement qui leur offrait une garantie de sécurité.
A chaque station thermale était attaché un
médecin inspecteur, et pour les sources importantes des inspecteurs adjoints chargés de
donner les billets d'admission. Dans beaucoup
de lieux, des médecins non choisis par le gouvernement venaient pendant la saison des
eaux, et délivraient aussi ces billets (1).

Un décret du 2 février 1860 sur la police
des eaux minérales, tout en conservant près
de chaque source le médecin inspecteur et les
médecins inspecteurs adjoints, déclare, dans
l'article 15, que *l'usage des eaux n'est subor-*

_(1) Jusqu'en 1868, il y avait à Vichy un médecin-
inspecteur en chef et deux adjoints. Par suite de la
mort du regrettable M. Alquié, le premier médecin
adjoint, M. Amable Dubois est devenu médecin-inspecteur en chef, et M. Willemin, de deuxième
adjoint, est devenu le seul médecin-adjoint. La station de Vichy me paraît rendre nécessaire la nomi-
nation d'un second adjoint.

*donné à aucune permission, ni à aucune ordon-
nance de médecin.*

Nous croyons utile d'insérer ici les motifs
qui ont fait prévaloir cette législation nouvelle.

« Si l'on considère, est-il dit dans le rapport,
« que les eaux minérales sont jusqu'à un cer-
« tain point de véritables remèdes dont l'em-
« ploi intempestif peut avoir dans certains cas
« de regrettables conséquences (1), on sera
« porté à se demander pourquoi l'usage en se-
« rait plus libre que celui des remèdes qui en
« général ne sont délivrés que sur une ordon-
« nance de médecin. Mais il a paru, d'un autre
« côté, qu'il ne serait véritablement pas pos-
« sible d'astreindre à la production d'une or-
« donnance médicale toutes les personnes qui
« se présentent à un établissement thermal
« pour y prendre les eaux. Combien de tou-
« ristes qui, chaque année, s'arrêtent quel-
« ques jours seulement dans une localité où il
« y a des eaux minérales, et qui, pendant leur

---

(1) Qui donc, si ce n'est le médecin, peut dire à
quel point les eaux minérales cessent d'être un médicament, et dans quel cas leur emploi intempestif
amènera de regrettables conséquences?

« séjour, prennent quelques bains et boivent
« quelques verres d'eau, sans qu'il puisse en
« résulter pour leur santé aucun inconvé-
« nient ! Conviendrait-il de leur imposer l'o-
« bligation d'une ordonnance de médecin ?

« A supposer même que la prescription soit
« écrite, comment en assurer l'exécution ?
« Comment constater que l'ordonnance re-
« présentée au directeur d'un établissement
« émane en réalité d'un médecin ? Il faudra
« donc exiger des légalisations de signatures ?
« Que d'embarras, que de difficultés pour une
« précaution que toute personne raisonnable
« ne manquera certainement pas de prendre
« elle-même avant de faire usage de certaines
« eaux minérales dont l'emploi peut n'être pas
« inoffensif ! »

Il résulte du texte même, que si les touristes
peuvent sans inconvénient pour leur santé
prendre quelques bains ou boire quelques verres
d'eau, ces bains et ces verres d'eau peuvent
avoir, dans certains cas, de regrettables conséquences, et que toute personne raisonnable
ne manquera pas de prendre une précaution
avant de faire usage de certaines eaux minérales dont l'emploi peut ne pas être inoffensif.

4

Cette précaution, c'est l'avis d'un médecin.

Il y a plus de douze ans , l'Académie de médecine avait formulé le vœu qu'aucun malade ne fût admis aux établissements thermaux sans une ordonnance de médecin, quelque fut sa localité.

Cette garantie serait déjà insuffisante pour les malades. Combien n'y en a-t-il pas, tous les ans, que l'on renvoie chez eux, sans leur permettre l'usage des eaux, parce que nous reconnaissons que cet usage leur serait nuisible ! Cette année encore, j'ai renvoyé ainsi cinq malades venus pour être traités de gastralgie, de dyspepsie légères, disait-on, et ne devant exiger que quinze jours au plus de traitement. Ces cinq malades étaient atteints d'affection cancéreuse de l'estomac ; déjà quatre sont morts ; s'ils avaient librement et sans contrôle fait usage des eaux de Vichy, la maladie en aurait acquis une activité nouvelle ; ils n'auraient pu retourner chez eux, trouver près de leur famille ces dernières consolations si précieuses dans le moment suprême. Je n'ai jamais autorisé un malade à prendre les eaux sans avoir fait un examen attentif de tous les organes, pour savoir s'il n'y avait pas quelque contre-indication. Jamais je ne m'en rapporte à ce qu'il

peut dire, et malgré tout mon respect pour
mes confrères, je suis bien aise de vérifier par
moi-même la justesse de leur diagnostic dans
les consultations qu'ils remettent au malade.
J'ajoute que ces consultations sont souvent
vieilles de plusieurs mois, et qu'il faut moins
de temps pour qu'une lésion d'organes se soit
développée, ou ait changé de nature.

En arrivant aux eaux, beaucoup de malades
vont trouver le médecin que leur docteur leur
a désigné et pour lequel il a remis une lettre
particulière. Rien de mieux quand le confrère
connaît celui auquel il s'adresse, et quand il
ne se laisse pas trop influencer par un amour
de patronage quelquefois inconsidéré, ou par
un sentiment de camaraderie trop facile.

Mais ceux qui viennent sans indication se
laissent souvent entraîner par le premier
venu, et sans avoir pris le moindre renseigne-
ment.

Demandez à huit ou dix personnes quel est
le meilleur médecin, chacune d'elles vous dé-
signera le sien, et cela doit être, car pourquoi
l'aurait-elle pris? Il arrivera peut-être alors
que l'on vous donnera huit ou dix noms différents. Mais demandez à qui elles s'adresse-
raient si leur médecin, par quelque circons-

tance imprévue, leur faisait défaut, et soyez certain qu'alors il y aura un nom obtenant une majorité notable. C'est qu'en dehors des influences particulières toujours si puissantes, il y a une opinion publique, la vraie, qui désigne le médecin s'occupant de ses malades avec plus de zèle, plus de douceur et de prudence,

Le rôle du médecin des eaux n'est pas aussi facile qu'on se l'imagine; il n'est pas là seulement pour prescrire le nombre de verres d'eau que l'on peut boire, des bains et des douches que l'on doit prendre. La plupart des malades arrivent avec des affections déjà anciennes, datant quelquefois même de plusieurs années, après avoir subi plusieurs traitements divers et opposés, avec une constitution profondément altérée, et souvent convaincus que la cure thermale doit être pour eux la dernière ressource. Il faut cependant que le médecin des eaux, presque à première vue, car le malade ne veut pas attendre, puisse reconnaître la nature de la maladie, son état de gravité, ce qui, dans les symptômes, appartient à l'affection elle-même ou aux médicaments dont on a fait usage. Il faut qu'il apprécie à l'instant même la force de résistance que présente en-

core le sujet, qu'il détermine le traitement
thermal, le régime à suivre, et souvent les
moyens accessoires qui doivent, avec les eaux,
coopérer à une prompte amélioration. Il n'a
pas la ressource d'ajourner le malade, de l'a-
muser pendant quelques jours par une apparence de traitement qui lui donne le temps de
réfléchir et d'observer. Croyez-vous que cela
soit facile pour tout le monde? qu'il ne faille
pas une longue expérience des maladies chroniques, une profonde étude de l'homme sain ou
malade, de toutes les forces médicatrices que
lui offre la thérapeutique? Il y a d'autres con-
sidérations qui doivent encore diriger dans le
choix d'un médecin, et cependant combien de
personnes font ce choix avec une légèreté in-
souciante, presque sans examen, et comme la
chose la plus indifférente?

Quand vous êtes fixé sur votre choix, il faut
aller chez le médecin, et lui porter la notice
que votre docteur ordinaire a dû rédiger sur
votre maladie. Si vous n'avez pas de notice,
faites-lui vous même l'histoire de vos maux. Ne
craignez pas d'entrer avec lui dans de longs et
minutieux détails, il saura bien faire le départ
des choses inutiles, et trouver les indications
précises de l'examen auquel il devra vous sou-

mettre Malgré la gêne que l'on peut éprouver
à se confier ainsi à celui qu'on ne connaît pas
encore, parlez avec franchise, avec abandon.
Toute votre vie doit être passée en revue, toutes
les variations de votre santé exposées avec dé-
tail. C'est en quelque sorte une confession générale qu'il vous faut faire, et ce n'est pas seulement l'homme physique qu'il faut mettre à
découvert, mais aussi et plus encore l'homme
moral. Combien de maladies chroniques, de
troubles généraux de l'économie, ont pour
cause première des chagrins concentrés, des
passions, ou trop contrariées ou trop largement
satisfaites! Epargnez au médecin la peine de
deviner : sa discrétion vous est acquise, et s'il a
le bonheur de vous inspirer une confiance absolue, la guérison est déjà commencée.

Le médecin prudent ne se contentera pas
de cette conversation, soyez-en sûr! avant
d'indiquer le traitement, il voudra procéder à
l'examen sérieux de tous vos organes. Fait
dans le cabinet même du docteur, cet examen
sera souvent trompeur. Pour le mettre à l'abri
de toute erreur, c'est le matin, au lit, et après
une nuit de repos qu'il sera fait : quand on a
marché, quand on a passé plusieurs heures en
chemin de fer, les organes sont quelquefois ir-

rités, ou bien ils, ont changé de position ; en sorte qu'on peut s'exagérer le mal qui existe réellement.

Quand le traitement est indiqué, il faut le suivre avec une ponctualité rigoureuse. Ne cherchez pas à aller trop vite, ce serait le moyen de ne pas arriver. Ne dépassez pas les quantités d'eau qui vous ont été ordonnées ; ne changez pas de source sans une prescription nouvelle. N'écoutez pas surtout les conseils de ceux qui voudraient vous faire suivre le traitement qu'ils suivent eux-mêmes, eussent-ils en apparence, la même maladie, les mêmes symptômes : sans doute ils sont de très bonne foi, mais de ce qu'ils se trouvent bien de ce qu'ils font, il est absurde d'en conclure que vous vous en trouverez bien, vous-même. Tout traitement devant être basé sur une appréciation exacte de votre maladie, de vos forces, il est probable que ce qui convient à d'autres ne saurait vous convenir.

Il y a des malades qui, après avoir consulté le médecin, et après avoir reçu de lui les instructions nécessaires au début du traitement, s'abstiennent de le revoir. Les uns s'abstiennent par économie, comme s'il importait de dépenser un peu moins en honoraires, quand

on vient sacrifier à sa santé plusieurs centaines
de francs, et quand une faute commise peut
compromettre la cure et les frais que l'on s'est
imposés. Les autres agissent ainsi par discrétion, disent-ils, et pour ne pas faire perdre au
médecin un temps précieux. Qu'ils ne craignent rien : le devoir du médecin est de les
écouter, et il les écoutera. Quelques mots lui
suffiront pour dire ce qu'il y a à faire, et jamais
on ne trouvera chez lui trace d'ennui ou de
mauvaise humeur.

Si l'on se trouve bien de la cure, tant
mieux ; mais il importe que le médecin le
sache : peut-être alors il indiquera une autre
source plus active ou bien une modification
dans le traitement ou le régime qui rendra
plus sensibles encore les bons effets de la
cure. Si dans les maladies chroniques les changements en bien n'arrivent pas aussi vite, ni
d'une manière aussi sensible que dans les
maladies aiguës, ils n'en sont pas moins cons-
tants, progressifs, et ils ont besoin d'être
étudiés, appréciés, sinon tous les jours, du
moins de temps à autre.

Mais si, après quelques jours, on n'éprouve
aucune amélioration palpable, si même les
douleurs se sont avivées, il ne faut pas se dé-

courager, comme le font quelques-uns, et se
décider brusquement à tout quitter et à repartir : j'ai dit ailleurs que cela était assez
fréquent ; mais il faut consulter de nouveau.
Ou le médecin, sans rien modifier, relèvera
votre courage et vous fera persister ; ou par
quelque changement dans le mode de traitement, et en vous envoyant à une autre source,
il trouvera le moyen de rendre sensible l'amélioration ou de calmer les douleurs.

Pendant la cure, on peut être exposé à une
maladie intercurrente, c'est alors qu'il faut se
hâter d'appeler le médecin. Ces indispositions
doivent être abrégées autant que possible ;
elles font perdre un temps précieux, puisque le
plus souvent elles obligent à suspendre le traitement thermal.

Que diriez-vous du médecin qui, après avoir
vu un malade, le laisserait à lui-même, sans
savoir s'il suit exactement ses prescriptions et
quel effet il en retire ? Vous le trouveriez bien
indifférent, bien peu soigneux. Que voulez-
vous qu'il pense d'un malade qui l'évite, et
qui croit que dès qu'il boit ses verres d'eau et
prend son bain, tout est dit, et que la guérison
va se faire sans qu'on ait à s'en occuper davantage ?

Il y a des malades qui sont persuadés que les eaux minérales ont une action spécifique et que les eaux de Vichy vont guérir la goutte, la gravelle, le diabète, etc. — comme le quinquina guérit les fièvres périodiques, ils s'imaginent alors qu'en buvant quelques verres d'eau chaque jour, en prenant 21 bains exactement, ils n'ont plus rien à faire et que la maladie doit s'en aller d'elle-même : malheureusement, il n'en est pas ainsi, les eaux minérales n'ont rien de spécifique, elles servent à modifier l'état des organes souffrants, la composition du sang qui est altéré, mais il faut approprier les modifications à la constitution du sujet, à son tempéramment, à mille circonstances dont le médecin seul peut être le juste appréciateur.

§ III. — Eaux de Vichy.

A. — Origine, composition, température.

Où et comment se forment les eaux de Vichy ? C'est ce que nous ne pouvons dire avec certitude. Plusieurs explications ont été données, mais ce ne sont que des hypothèses qu'il faut laisser à la discussion des savants. Voici du moins ce qu'on peut affirmer. Les sources de Vichy proviennent d'une nappe d'eau considérable qui, si l'on prend pour base la profondeur et la température du puits de Grenelle, doit se trouver à 900 ou 1000 mètres de profondeur. Cette nappe d'eau, après avoir traversé une première couche d'argile compacte, pénètre probablement par des fissures naturelles, dans un terrain d'alluvion qu'elle imbibe, puis se fait jour par plusieurs cheminées d'ascension à travers une seconde couche argileuse, située à 150 mètres environ au-dessous du sol.

Les sources de Vichy n'arrivent pas toutes naturellement à la surface du sol, plusieurs sont dues à un forage ; ce sont de véritables puits artésiens.

Les sources naturelles sont au nombre de huit : le puits Carré, le puits Chomel, la Grande-Grille, la source Lucas, la source de l'Hôpital, les deux sources des Célestins, les sources de Saint-Yorre.

Les cinq sources dues à un sondage sont : le puits Lardy, la source du Parc, celles de Vesse, de Mesdames et de Hauterive. Il n'est pas douteux que de nouveaux sondages ne puissent amener de nouvelles sources, mais ne serait-ce pas aux dépens de celles qui existent ? L'administration l'a pensé, et une loi a défendu

de creuser de nouveaux puits sans une autorisation préalable, et dans un périmètre autour
de Vichy que l'on n'a pas même fixé, tant on
a craint que des entreprises inconsidérées ne
vinssent compromettre ses richesses actuelles.

Dans son cours souterrain, l'eau se charge
de principes divers qu'elle emprunte aux ter-
rains qu'elle traverse. Ces principes sont nombreux. Les uns, en quantité considérable,
impriment à l'eau de Vichy ses caractères essentiels : ce sont le bicarbonate de soude et le
gaz acide carbonique libre ; d'autres sont en
quantité si minime, qu'on ne peut dire si par
leur réunion ils ont une action spéciale. Cela
est probable cependant, car presque tous ont
une action bien déterminée, et sont employés
en médecine. Tels sont les bicarbonates de
potasse, de magnésie, de strontiane, de chaux,
de protoxyde de fer et de manganèse ; les sul-
fate, phosphate, arséniate et borate de soude ;
le chlorure de sodium, la silice, le fer, et une
matière organique bitumineuse constatée par
M. Bouquet.

A l'analyse chimique, les diverses sources
de Vichy présentent tant de rapport et de
conformité entre elles, qu'il est à peu près
impossible d'expliquer les différences d'effets

qui résultent de leur emploi. Seulement c'est avec raison qu'on attribue surtout leurs effets communs au bicarbonate de soude et au gaz acide corbonique.

Cependant chaque source a un effet spécial qu'elle doit, et à une composition particulière, et à une différence de température.

Les unes, en traversant la cheminée d'ascension, rencontrent un oxide de fer et s'en chargent dans une proportion minime, il est vrai, mais assez forte cependant pour avoir une action thérapeutique évidente. Il est d'ailleurs constant que, pour être accepté par nos organes, le fer doit leur être présenté à très-petite dose et parfaitement dissous. Ces sources sont dites ferrugineuses (nouvelle source des Célestins, celles de Mesdames, de Lardy, de Hauterive).

D'autres sont très-légèrement sulfureuses (Lucas, source du Parc). Mais ces principes sulfureux, dus à un gaz sulfhydrique accidentel, se dégagent avec une rapidité telle, qu'on n'en retrouve aucune trace par l'analyse chimique. On ne peut nier cependant son existence, car l'odeur qu'il répand autour de ces deux sources suffit pour constater sa présence.

La source de Vesse se distingue par un goût bitumineux très prononcé, qui permettrait de l'employer plus souvent, si elle se trouvait à une distance moins éloignée. De plus, elle est intermittente, ne donne de l'eau que pendant sept ou huit minutes tous les cinq quarts d'heure, ce qui est un nouvel obstacle à son emploi. Je la prescris cependant souvent dans des cas où les autres sources ne me présenteraient pas le même avantage.

Un nouveau captage de la source de Vaisse vient d'être effectué. — Après avoir débarrassé la cheminée d'ascension des concrétions qui gênaient le cours de l'eau, on a descendu à 97 mètres de profondeur un tube en tôle de 8 centimètres de diamètre. — Une couche de béton a été insérée entre le nouveau tube et l'ancien, qui avait onze centimètres de diamètre. Maintenant la colonne d'eau s'élève à six mètres d'élévation, et son volume est considérable. C'est un beau spectacle de voir cette gerbe éblouissante de blancheur; au lieu de 8 minutes, le jet dure 50 minutes au moins. Mais son émission n'est pas encore régularisée; elle n'a lieu qu'environ quatre fois en vingt-quatre heures, et pas encore à des périodes fixes. Il est à souhaiter que l'on puisse calculer le moment où la colonne d'eau, soulevée par le gaz acide carbonique, vient jaillir en dehors. Par sa nature sulfureuse très-prononcée, et par ses principes bitumineux qu'elle contient, cette source est appelée à nous rendre de grands services. L'achèvement du pont permet maintenant de se rendre à la source en moins de dix minutes : ce qui n'était naguère qu'un spectacle curieux, va devenir pour certains malades un médicament très-puissant. »

Outre la source de Vaisse, où l'acide carbonique joue un très-grand rôle, plusieurs autres sources contiennent cet acide en excès : il s'en dégage en bouillonnant (Grande-Grille, Mesdames, Hôpital, Lardy, Hauterive). Dans d'autres sources, quoiqu'il ne s'échappe pas ainsi, il n'y est pas moins abondant, et semble être retenu par une force particulière : telles sont les deux sources des Célestins, (1) dont la

(1) Des travaux considérables se font en ce moment aux deux sources des Célestins.

La source de la grotte fournit déjà une eau plus abondante, et suffira pendant la saison à tous les besoins. Après la saison, d'autres travaux viendront assurer et augmenter probablement son débit.

Quant à la vieille source des Célestins, on creuse une galerie dans le rocher. Le travail est dur et pénible ; il se prolongera pendant plusieurs mois, mais le service de la buvette ne sera pas interrompu.

saveur est si agréable et si piquante. Il est si
abondant dans l'eau d'Hauterive, que je
recommande souvent aux malades qui en font
usage d'en laisser dégager une partie avant
de boire; son excès pouvant avoir une action
fâcheuse sur le cerveau.

La source de l'Hôpital contient une certaine quantité de matières organiques qui lui
donnent un goût particulier, et qui modifient
son action sur les organes.

Enfin, nous signalerons l'arséniate de
soude, qui se trouve à la dose de 2 milligrammes dans toutes nos sources, excepté dans
celles de Lardy, de Mesdames et des Célestins
(nouvelle), où il y en a 3 ou 4 milligrammes.
L'arséniate de soude est un des modificateurs
les plus puissants de l'économie; et cette dose,
qui paraît minime, est plus que suffisante pour
nous convaincre que ce sel doit compter pour
beaucoup dans l'effet thérapeutique de nos
eaux.

Parlerai-je de l'iode que des chimistes habiles, comme M. Chatin, ont dit avoir trouvé,
tandis que d'autres, non moins habiles, comme
M. Bouquet, soutiennent ne l'y avoir jamais
rencontré? Ne résulte-t-il pas de cette diver-
gence que si l'iode existe dans nos eaux, il y

'est en si petite quantité, que son action ne peut être appréciable?

Des sources que nous avons énumérées, neuf sont sur le territoire même de Vichy et dans un rayon très-rapproché les unes des autres. Une dixième (la source de Mesdames) se trouve sur la limite du territoire vers Cusset, mais on l'a amenée contre l'établissement thermal, et il a été constaté que dans ce voyage elle n'avait éprouvé aucune altération.

Trois sources sont en dehors de Vichy : celle de Vesse, à un kilomètre à peu près ; celles de Saint-Yorre et d'Hauterive, à six kilomètres environ, la première sur la rive droite de l'Allier, et la seconde sur la rive gauche, presque en face l'une de l'autre.

A 3 kilomètres de Vichy, dans la ville de Cusset, sont trois sources (de l'Abattoir, de Sainte-Marie, de Sainte-Élisabeth) froides, très gazeuses, contenant les mêmes principes que celles de Vichy et à des doses identiques. En comparant les analyses chimiques, il est facile de s'assurer de cette identité. Il serait permis tout au plus aux médecins homœopathes d'attacher une haute importance à une différence de quelques centigrammes en plus ou en moins, différence tombant le plus souvent sur des substances dont l'action médicale est problématique. Les sources de Mesdames et des Célestins (nouvelle) sont celles qui ont le plus de rapport avec les sources de Cusset. Il serait donc de bon goût de faire cesser toutes ces réclamations intéressées en faveur de telles ou telles sources qui toutes sont utiles ; seulement Vichy conservera cet avantage de réunir dans un petit espace, et à proximité des établissements de bains, des sources dont l'effet est très varié, et qui peuvent être employées dans un grand nombre d'affections, et dans toutes les circonstances diverses que présentent l'état et la constitution des malades.

Les sources de Vichy n'ont pas toutes la même température. On peut les distinguer en froides (15 à 17 degrés environ) : les deux sources des Célestins, celles de Mesdames, de Hauterive.

En tempérées : source du Parc, 22 degrés ; Lardy, 23 degrés ; Vesse, 27 degrés ; Lucas, 29 degrés ; Hôpital, 32 degrés.

Et en chaudes : Grande-Grille, 41 degrés ; Chomel, 44 degrés ; et puits Carré, 45. Le puits Carré n'est plus employé en boisson, il est consacré exclusivement aux bains.

La température de chaque source est fixe, invariable ; elle n'est pas modifiée par la saison ou par la température extérieure.

Les eaux de Vichy s'emploient en boisson, en bains et en douches : examinons les règles qui doivent guider dans l'application de ces différents modes.

B. — Eau en boisson

En ne tenant compte que de l'analyse chimique, on trouve si peu de différence d'une source à l'autre, que l'on serait tenté de croire qu'il n'y a pas de choix à faire, et que toutes peuvent être indifféremment prescrites à tous les malades ayant besoin des eaux de Vichy. Cependant l'expérience a démontré qu'il y a des indications précises, résultant moins de la maladie elle-même que de l'état du malade, et surtout de la susceptibilité de son estomac. Certes, aucun médecin n'ordonnera comme devant produire les mêmes effets, parmi les eaux purement alcalines, celle des Célestins, ou de l'Hôpital, ou de la Grande-Grille ; parmi les eaux ferrugineuses, on ne donnera pas dans les mêmes circonstances celles de Lardy ou de la source de Mesdames. Du choix que l'on va faire dépendra souvent le succès de la cure. Il arrive souvent que l'eau indiquée pour la maladie ne peut être supportée par l'estomac. Souvent, dans le cours d'une cure, l'eau, tolérée d'abord, ne l'est plus après quelques jours, et il faut changer, si l'on ne veut voir naître des accidents et perdre tout le bénéfice de la cure.

Outre la composition diverse des sources, il faut tenir compte de leur température. Chaudes, les eaux activent la circulation, portent la vie du centre à la circonférence, elles augmentent la transpiration cutanée. Froides, elles rappellent au contraire la vie de la circonférence au centre ; elles donnent plus de ton à l'estomac: elles peuvent augmenter la congestion de tel ou tel organe; elles agissent plus rapidement sur les reins et activent la sécrétion urinaire.

Le plus ou le moins de gaz acide carbonique contenu dans les eaux doit aussi être pris en considération. Plus elles en sont pénétrées, plus en général elles sont légères et d'une digestion facile. Mais s'il est trop abondant, il nuit à certaines organisations; il agite et trouble le système nerveux ; il peut amener des congestions cérébrales.

La dose d'eau à ingérer n'est pas indifférente. Tel malade ne peut supporter qu'un
quart de verre ou un demi-verre à la fois ; encore souvent faut-il modifier l'eau en y ajoutant du lait, ou une infusion aromatique, ou
un sirop adoucissant.

Tel autre, au contraire, prend sans inconvénient, et dès les premiers jours, une quantité notable de verres d'eau. On voit des
malades boire quinze, vingt, trente verres
d'eau et au delà sans éprouver le moindre accident, sans donner trace de cette cachexie
aqueuse décrite avec tant de soins dans certains ouvrages de thérapeutique, et dont il ne
nous a pas été donné, depuis dix-neuf ans que
nous sommes à Vichy, de rencontrer un seul
exemple, malgré les abus énormes dont nous
avons été témoins. Dans ces cas trop fréquents,
malgré les instantes recommandations des
médecins, la nature répare les fautes des malades. L'effet diurétique des eaux fait que
l'économie se débarrasse de tout ce superflu,
de toutes les substances nuisibles par leur
abondance ; l'eau est rendue presque aussitôt
qu'elle est ingérée.

Il ne faut pas s'y fier cependant. Si dans un
intérêt de source rivale, on a exagéré les in-

convénients résultant de l'abus des eaux de Vichy, il est bien vrai qu'elles peuvent produire les mêmes accidents que toutes les eaux sodiques. Leur abus amène l'altération du sang qui devient trop fluide, et surtout un affaiblissement dont on se relève très difficilement. Ce qui rend surtout nos eaux redoutables quand on en abuse, c'est que leurs mauvais effets éclatent seulement deux ou trois mois après avoir quitté Vichy. Pendant le séjour à la station thermale, on se trouvait plus fort, plus vigoureux ; l'appétit était excellent, les digestions très bonnes, et on se disait : plus je boirai d'eau, plus je m'en trouverai bien ! Plus tard, et souvent trop tard, on reconnaît la faute que l'on a commise.

Même pendant la cure, des accidents graves peuvent survenir, par l'abus de l'eau en boisson. Le renouvellement des douleurs, des irritations chroniques passant à l'état aigu, des diarrhées incoercibles, l'accroissement des congestions existantes, des congestions cérébrales allant même jusqu'à l'apoplexie, des urines sanguinolentes, des troubles nerveux aussi graves qu'ils sont variés, tels sont les accidents les plus fréquents, nécessitant quelquefois un traitement énergique, la suspension

et même l'abandon du traitement thermal.
Les personnes qui prennent les eaux, comme
par passe-temps et en touristes, voulant tout
connaître, ne sont pas à l'abri de ces accidents ; j'ose dire même qu'elles en sont plus
vivement et plus souvent atteintes.

Cet abus trop fréquent de nos eaux en boisson tient surtout à la manière dont on a voulu
expliquer l'effet produit par les eaux. La chimie, qui a rendu et qui rend tous les jours de
si grands services à la science médicale, ne
s'est pas contentée du rôle qui lui est dévolu lé-
gitimement ; elle a fait dans la physiologie une
invasion malheureuse ; elle a voulu expliquer
tous les phénomènes de la vie et de la maladie
par des combinaisons chimiques, par des réac-
tions acides ou alcalines. Quand on est atteint
d'une maladie due à des acides, il faut la combattre par des alcalins, et plus on en prend
alors, plus on doit être certain de neutraliser les
acides. Des médecins ont admis cette théorie,
qui heureusement a fait son temps ; ils ont
voulu que les malades venant à Vichy rendis-
sent alcalins tous les liquides du corps, et surtout le sang et les urines.

Ainsi, par exemple, on a soutenu que le diabète était dû à ce que le sang n'était pas assez

pourvu de soude ; et pour détruire cette erreur il a suffi de prouver que le sang des diabétiques n'offrait aucune différence avec celui
d'un individu non diabétique.

Ainsi, nous voyons une foule de malades
s'amuser matin et soir à vérifier l'état acide
ou alcalin de leurs urines, et se désoler tant
que celles-ci font passer au rouge le papier
tournesol. « Nous ne sommes pas encore alca-
linisés, » disent-ils ; et le lendemain on boit
une dose d'eau plus considérable, ne sachant
pas qu'un des médecins les plus habiles de
Vichy, l'ancien inspecteur Petit, dont la mort
a inspiré tant de regrets, a écrit lui-même,
quoique grand partisan de la théorie chimique,
que, dans certains cas, plus on boit d'eau de
Vichy, plus les urines deviennent acides.

Quelquefois deux ou trois verres d'eau, ou
un bain alcalin d'une demi-heure à peine, suffisent pour rendre les urines alcalines ; d'autrefois, au contraire, on en boirait dix litres
que cet effet ne pourrait se produire.

Des substances qui entrent dans la composition des eaux de Vichy, il en est qui sont
complétement étrangères à notre économie :
l'arsenic, par exemple. Elles doivent être éliminées après avoir produit sur les organes un

effet utile ou nuisible, selon les circonstances.
D'autres se trouvent à l'état normal, soit dans
le sang, soit dans nos tissus, la soude et le
fer par exemple, mais ils y sont en quantité
déterminée. Si par l'effet de la maladie, ils s'y
trouvaient au-dessous de la dose normale, les
eaux auraient pour effet de la restituer. Du
moment que cette dose normale est atteinte,
ces substances deviennent pour le corps des
substances étrangères et nuisibles qui doivent
être rejetées au dehors. Dans le cas où le fer
est en défaut dans le sang, on ne réussit pas à
le lui rendre, si on l'offre en trop grande quantité à la fois ; ce n'est qu'à dose extrêmement
fractionnée qu'il devient utile et assimilable.

Il y a plus : des médecins très compétents
soutiennent, et je crois avec raison, que le fer
n'agit alors qu'en mettant le sang en état de
se reconstituer lui-même ; ils n'admettent pas
son action chimique, mais un acte vital, et
c'est ainsi qu'il faut expliquer l'effet de nos
eaux. Ce n'est pas par une action chimique,
mais en modifiant la vitalité de nos tissus
qu'elles produisent leurs bons effets thérapéu-
tiques.

Le plus prudent est de commencer par faire
boire au malade deux verres par jour, quelque-

fois moins, et d'augmenter d'un verre tous les
jours jusqu'à ce qu'on atteigne le chiffre de six
ou huit verres. Il est bien rare que je prescrive
plus de cinq verres. Je doute qu'une plus grande
quantité soit utile. Je garantis à ceux qui
veulent à toute force avoir des urines alcalines
brunissant bien le papier de curcuma, qu'ils y
arriveront plus vite en se contentant de quelques
verres. L'effet diurétique est rarement utile.
En éliminant trop vite du corps les principes
actifs des eaux, il s'oppose à ce qu'ils soient
portés par le sang dans tous nos tissus où ils
doivent produire leur action curative.

L'heure la plus favorable pour prendre les
eaux est le matin, à jeun, et après midi, quand
la digestion du déjeuner est complétement
terminée. Quelques personnes supportent
mieux les eaux, soit le matin, soit après midi;
il n'y a aucun motif pour ne pas obéir à ce qui
n'est pas un caprice de malade, mais une disposition de l'estomac. Seulement il faut que
celui-ci soit vide de tout aliment; une petite
dose d'eau agit mieux alors, elle est plus facilement absorbée, et passe plus sûrement dans
toute l'économie.

Faut-il, comme certains malades le font, et
comme le prescrivent encore trop souvent des

médecins, boire de l'eau de Vichy à l'heure
des repas ? En thèse générale, non ; car, ainsi
que nous venons de le dire plus haut, mêlée
aux aliments, l'eau est moins facilement absorbée. En outre, elle sera presque certainement décomposée immédiatement, soit par les
aliments eux-mêmes, soit par les sucs gastri-
ques sécrétés en grande abondance pendant la
digestion. On a bien alors dans l'estomac les
substances qui composent l'eau de Vichy ; mais
ce n'est plus l'eau de Vichy ! Or, pour ceux qui
n'admettent pas que son action soit chimique,
mais le résultat d'un acte physiologique et
vital, c'est l'eau de Vichy pure, et non les
substances qui la composent, qu'il faut prendre. S'il en était autrement, l'eau artificielle
faite dans un laboratoire vaudrait tout autant,
et tout le monde sait que celle-ci ne peut
aucunement remplacer l'eau naturelle.

A plus forte raison, ne consentons-nous pas
à ce que les malades coupent le vin avec de
l'eau de Vichy, car celle-ci est décomposée
sur-le-champ. Qu'importe, dit-on, puisqu'elle
doit être décomposée plus tard, et reconstituer des carbonates de soude ? Je répondrai
que nous ne savons rien de ce qui se passe
dans la chimie organique ; tout ce qu'on nous

dit sur ce point est de la chimie de laboratoire, et j'aimerais autant qu'on vint me dire
qu'il est indifférent de boire du vin naturel,
ou un composé chimique de toutes les substances, de tous les sels qu'on y trouve. Pour
moi, l'eau de Vichy mêlée avec le vin n'est
plus qu'une mauvaise eau gazeuse mêlée avec
un magma dont la composition et les effets ne
sont pas connus. J'aime mieux que le malade,
à ses repas, boive soit de l'eau de Seltz naturelle, soit de l'eau de Condillac, ou de Saint-
Galmier. D'ailleurs quelques verres d'eau, pris
à jeun produisent tout l'effet qu'on peut désirer : pourquoi en demander davantage ?.

Il est cependant des malades, surtout parmi
les dyspeptiques, qui se trouvent bien d'un
verre d'eau pris soit aussitôt après le repas,
soit une ou deux heures plus tard : expliquons-
nous.

Il y a deux digestions chez l'homme, l'une
se fait dans l'estomac, l'autre dans le premier intestin. La première a lieu aux moyens
de sucs acides, la seconde par des sucs alcalins.

Les malades qui, aussitôt après le repas,
éprouvent de la pesanteur, des gonflements d'estomac, des éructations, des aigreurs surtout,

sont souvent soulagés par un verre d'eau pris immédiatement. Dans ce cas, il y a ordinairement des sucs trop acides dans l'estomac ou trop abondants. L'eau de Vichy les absorbe ou les neutralise, et la digestion est rendue plus facile.

D'autres, chez lesquels la digestion stomacale se fait très-bien, souffrent aussitôt que commence la digestion duodénale, une ou deux heures après le repas ; ils éprouvent des douleurs plus ou moins vives, de la pesanteur, des ballonnements, des flatuosités. A ceux-là encore, un verre d'eau de Vichy apporte un grand soulagement en fournissant aux sucs intestinaux les alcalins dont ils étaient dépourvus.

Quant à tous ceux qui, soit par habitude, soit par imitation, vont après le dîner, à la source de l'Hôpital ou de Lardy, prendre ce qu'ils appellent leur tasse de café, qu'ils soient bien convaincus que l'eau ne facilite en rien leur digestion. C'est à la promenade qu'ils font, c'est à la distraction qu'ils se procurent par une conversation enjouée, qu'ils doivent de mieux digérer : même ayant bu leur verre d'eau, ils souffriraient si, au lieu de marcher, ils restaient assis devant leur hôtel.

Envoyer chercher son verre d'eau à la
source pour le boire à son hôtel ou même
dans son lit, peut être quelquefois nécessaire,
si la faiblesse est telle qu'on ne puisse sans
fatigue exécuter ce court trajet, ou si l'on est
retenu par une indisposition quelconque ; mais
c'est un usage blâmable toutes les fois que les
forces permettent de se livrer à un léger exercice. Utile déjà, au point de vue hygiénique,
la marche favorise la digestion de l'eau. Il
ne s'agit pas de se fatiguer, il suffit d'une
promenade d'un quart d'heure entre chaque
verre.

Quel intervalle faut-il mettre entre chaque
verre d'eau ? Généralement vingt ou trente
minutes suffisent, cependant il est des personnes qui ont besoin d'un intervalle plus long.
On sent très-bien si l'eau est digérée ou si
elle pèse sur l'estomac : cette sensation doit
servir de règle.

Nous avons déjà dit que l'eau doit être bue
quand l'estomac est vide d'aliments et quand
la digestion est achevée. Le dernier verre
peut se prendre très peu de temps avant le
repas. Le trajet de la source à l'hôtel est
suffisant pour que l'eau soit absorbée. Il
faut en excepter les personnes qui ressen-

tent pendant longtemps le poids de l'eau sur l'estomac.

On ne peut déterminer par avance pendant combien de temps on devra boire ; mais si un goût particulier se fait sentir dans la bouche, si le dégoût de l'eau survient, si des accidents se déclarent, il faut suspendre et même cesser l'usage de l'eau. -

Il est bien rare qu'après quelques jours on n'éprouve pas un état de gêne, d'excitation, d'inappétence, et ordinairement une diarrhée plus ou moins considérable. Tantôt cette diarrhée exige que l'on suspende le traitement, et deux ou trois jours suffisent pour y mettre fin. Tantôt cette diarrhée est une espèce de crise qui favorise la guérison : il faut bien alors se garder de l'arrêter, tout en la maintenant dans de justes bornes.

La plupart des malades, et même quelques médecins, croient que les eaux de Vichy doivent avoir un effet purgatif : c'est une erreur. A peine le quart de ceux qui en font usage éprouvent-ils ce relâchement ; le plus souvent c'est une constipation même assez opiniâtre qui est produite. Mais il ne faut pas redouter cet effet ; on le combat facilement, et presque toujours la persistance dans l'emploi de l'eau finit par amener des selles quotidiennes et régulières.

Il arrive aussi quelquefois que l'estomac, s'accommodant bien de telle ou telle source, ne peut user d'une autre sans qu'une diarrhée abondante survienne presque immédiatement. J'ai vu des malades, atteints d'engorgement du foie, qu'un demi-verre d'eau de la Grande-Grille ou de l'Hôpital purgeait comme un violent drastique, alors qu'ils pouvaient boire impunément à une autre source. On comprend que c'est là une ressource thérapeutique qui, employée à propos, ne peut avoir que d'excellents résultats. Mais il ne faut pas plus en abuser que d'autres purgatifs ; car le plus souvent il survient ensuite une constipation opiniâtre qui cède difficilement à tous les moyens mis en usage.

C. — Des bains.

A Vichy, les bains ne sont pas moins employés que l'eau en boisson, pour la cure thermale. Leur efficacité est telle que les malades ont pris l'habitude de compter la durée du traitement, non par le nombre de jours qu'ils

lui ont consacrés, mais par le nombre de bains
qu'ils ont dû prendre.

Le plus souvent l'usage des bains est asso-
cié à celui de l'eau en boisson : mais, de même
qu'il y a des malades ne pouvant boire de l'eau
à quelque dose que ce soit, de même il y en a
qui doivent s'abstenir tout-à-fait des bains, ou
du moins être excessivement sobres sur leur
emploi. Cela dépend quelquefois de la nature
de la maladie, mais le plus souvent de l'état
du malade, de sa constitution, de ses forces,
ou d'une idiosyncrasie particulière.

Il est à remarquer que des personnes qui ne
peuvent jamais prendre un bain d'eau douce
sans éprouver un malaise, une fatigue extrême,
supportent très-bien les bains de Vichy, et
loin d'en éprouver des inconvénients, elles se
trouvent, en sortant, plus légères et plus fortes
qu'auparavant.

On prend les bains dans trois locaux différents : l'ancien établissement, situé à l'extrémité nord du parc ; l'établissement neuf placé
près du précédent, à l'ouest, et l'établissement
de l'Hôpital, sur la place de ce nom, à l'extrémité sud du parc. Dans les deux premiers les
cabinets sont vastes, élevés, recevant par de
grandes fenêtres l'air et la lumière. De vastes

6

galeries permettent aux malades d'attendre que leur bain soit prêt, ou de se promener avant ou après le bain, à l'abri du soleil et des intempéries extérieures.

Aux deux grands établissements, l'eau des bains est fournie par la source Lucas, la Grande-Grille, et la source du Parc. L'eau du puits Chomel et de la source Mesdames sert aussi à leur usage.

Le grand établissement, dit de 1re classe, comprend, outre le service de l'Empereur, 70 cabinets à une seule baignoire, 14 à 2 baignoires, 3 dits de bains avec douches, 5 de douches à percussion et 4 de douches ascendantes. On termine à cet établissement plusieurs cabinets de bains et de douches, et une petite piscine pour dames, dite piscine de famille, mais il n'y a pas d'eau courante.

En ce moment, l'établissement de 2e classe a 147 cabinets à une seule baignoire, 8 à deux baignoires, 4 de bains avec douches, 8 de douches à percussion, 6 de douches ascendantes.

Aux bains de l'Hôpital les cabinets sont petits, peu élevés, enterrés pour quelques-uns, et trop souvent humides. Cet établissement n'est pas digne de Vichy. Depuis plusieurs années, il est question de le reconstruire, et il est à désirer qu'on le fasse le plus tôt possible. Si en même temps on captait à nouveau la source, on trouverait certainement un supplément d'eau minérale qui permettrait d'augmenter le nombre des baignoires.

L'établissement de l'Hôpital contient 12 cabinets à une seule baignoire, 7 à deux baignoires, 1 de bain avec douche, 2 de douches à percussion, 4 de douches ascendantes, 1 de douches vaginales avec bain de siége, 2 de luxe, avec une seule baignoire, et 2 de bains composés, à une seule baignoire.

Il y a de plus, dans l'établissement de l'Hôpital, une petite piscine à eau courante qui permet de prendre sans fatigue des bains prolongés aux personnes qui en ont besoin : les dames seules y sont admises.

On attribue aux bains de l'Hôpital un effet plus doux, moins excitant, et plus convenable pour les personnes d'un tempéramment nerveux. Rien dans la composition de l'eau ne peut expliquer cet effet : la matière organique qu'elle contient est en quantité trop minime pour en rendre raison. Je suis plus porté à croire que ces bains peuvent avoir une action trop vive, trop énergique. La température de l'eau de l'Hôpital étant inférieure à celle exi-

gée pour les bains, on l'élève au degré suffisant par l'addition d'eau chaude, et comme il
n'y a pas de robinet d'eau froide, il en résulte
que ces bains contiennent plus de moitié d'eau
minérale. J'ai vu des malades éprouver par ces
bains une irritation vive qui ne cessait que par
des bains pris aux autres établissements, où
l'eau minérale peut être mélangée, selon les
besoins, d'eau chaude et d'eau froide.

Depuis quelques années on a paré à cet
inconvénient en amenant de l'eau froide aux
baignoires de certains cabinets. On peut alors
donner des bains à moitié eau minérale ;
mais tous n'ont pas ce troisième robinet.

Le prix des bains est de 3 francs à l'ancien
établissement, et de 2 francs à celui de 2ᵉ
classe. A l'Hôpital, il y a 4 cabinets à 3 francs
et 19 à 2 francs.

Pour les bains de première classe, on donne
un fond de bain, deux peignoirs et deux serviettes ; on a de plus, au commencement et à
la fin de la saison, l'avantage d'avoir son bain
à l'heure que l'on désire. Aux bains de 2ᵉ
classe, on ne donne que deux serviettes ; mais
si l'on veut un supplément de linge, on l'obtient d'après un tarif.

A l'établissement de bains de 2ᵉ classe, il a

été ajouté un établissement de 3ᵉ classe, contenant 24 cabinets à une seule baignoire, 2 à
deux baignoires, 2 de douches à percussion,
2 de douches ascendantes.

Dans cet établissement, les bains ne se
paient que 60 centimes. Ils sont destinés aux
malades non assistés, mais pour lesquels les
bains de 2ᵉ classe seraient d'un prix trop
élevé. Malheureusement le but qu'on se proposait n'est pas atteint ; beaucoup de personnes dont la position de fortune est assez
élevée s'emparent de ces cabinets, au détriment des pauvres gens qui sont forcés de se
priver de la médication balnéaire. Si cet abus
continuait, il faudrait que l'administration
prit quelques mesures pour faire cesser cette
honteuse lésinerie.

C'est grâce à ce vaste développement des
établissements balnéaires, que l'on est par-
venu à donner l'an dernier, 143,500 bains
payants et 25,367 bains gratuits, plus, 15,000
grandes douches.

Ce ne sont pas les seules ressources balnéaires que présente Vichy : Près de la source
Lardy, s'est élevé un petit édifice contenant
20 cabinets de bains minéraux et 12 cabinets
pour bains d'eau douce, de 5 cabinets pour

douches à percussion et de cabinets pour douches ascendantes et bains de siége. La source Lardy donne par jour 10,000 litres d'eau et 400,000 litres contenus dans un réservoir. Au moyen de cette réserve, le propriétaire de l'établissement affirme pouvoir donner par jour 110 bains, en moyenne. Il faudrait qu'un jaugeage officiel vint constater que 'la source Lardy donne réellement 10,000 litres d'eau par vingt-quatre heures.

Il y a de plus, à Cusset, un joli établissement dit de Sainte-Marie, contenant 30 cabinets de bains et 4 cabinets de douches de toute nature. Les baignoires sont alimentées par les sources Sainte - Élisabeth et Sainte - Marie, fournissant 35 à 36,000 litres d'eau par 24 heures, à ce qu'affirme le propriétaire ; ce qui donnerait une moyenne de 185 à 200 bains, en comptant 7 bains par hectolitre.

Généralement on prend un bain tous les jours. Quelques malades, pour abréger la durée de la cure, ou croyant obtenir de meilleurs résultats, obtiennent, presque toujours à l'insçu et même contre l'avis du médecin, de se baigner deux fois dans la journée. Les avantages qu'on se promet ne sont pas une compensation des inconvénients qui peuvent en résulter ; nous n'engagerons jamais à adopter cet usage.

Un bain tous les jours n'est pas déjà sans inconvénient pour beaucoup de malades ; je les engage souvent à n'en prendre qu'un tous les deux jours, ou à prendre un jour de repos sur trois. Je me suis toujours trouvé très bien de cette méthode ; mais il est bien difficile de faire comprendre aux malades que les maladies chroniques ont besoin d'être traitées lentement, et qu'il y a plus de mal à attendre que de bien à espérer, en voulant précipiter la cure. Les vingt et un jours sacramentels sont toujours là pour nous faire obstacle, et tous les raisonnements viennent échouer contre l'usage et la routine.

Nos bains sont généralement composés de moitié eau minérale, et moitié eau douce. Cette dose est déjà trop forte pour un certain nombre de personnes, surtout au début de la cure : il vaut mieux commencer par le tiers ou le quart d'eau minérale, pour arriver successivement à la moitié. Quelques-uns ont besoin de forcer la dose, aux deux tiers ou bien aux trois quarts ; il est rare que l'on aille jusqu'au bain purement minéral, très peu de malades s'en trouveraient bien.

L'eau douce qu'on mêle à l'eau minérale provenait autrefois de sources découlant des coteaux qui sont à l'est de Vichy. Cette eau, chargée de sels calcaires, s'emparait avidement du gaz acide carbonique que nos eaux contiennent à l'état de liberté; elle formait un carbonate de chaux insoluble qui donnait à nos bains un aspect louche, laiteux, et un dépôt qui s'appliquait sur le corps et s'accumulait au fond de la baignoire en couche épaisse, désagréable, incommode. Depuis qu'à cette eau de la montagne on a substitué l'eau de l'Allier, il n'y a plus de formation de sels calcaires, plus d'aspect laiteux, plus de dépôt dans la baignoire. Pendant toute sa durée, le bain reste clair, limpide, transparent. Évidemment c'est là une grande amélioration. Eh bien, croirait-on qu'elle ait servi de prétexte pour déprécier nos bains au profit du petit établissement de Cusset, qui n'a pas le même avantage, et qu'on présente l'aspect laiteux et le dépôt qui se forme comme la preuve qu'à Cusset, les bains valent mieux, et contiennent plus d'eau minérale ?

Nos baignoires tiennent trois hectolitres d'eau, c'est donc 150 litres d'eau minérale par bain à moitié minéralisé. Chaque litre contient

8 grammes de sel; c'est une masse de 1200 grammes de sels minéralisateurs par bain, ou 750 grammes, si l'on veut ne tenir compte que du bicarbonate de soude.

Dans la pratique ordinaire, quand on prescrit un bain alcalin, on fait mettre 250, 300 ou 500 grammes au plus de sels de soude. On voit donc combien est plus grande la proportion de sels dans les bains de Vichy, et qu'un tiers d'eau minérale représenterait encore les 500 grammes que l'on prescrit rarement et avec raison. On voit aussi que ce n'est pas sans motif si je trouve que le bain d'eau à moitié minérale est trop actif pour un grand nombre de nos malades, et qu'il y a avantage pour eux à diminuer souvent cette dose.

Le jaugeage des différentes sources servant aux bains donne pour la source de l'Hôpital 70 mètres cubes; la Grande-Grille 80 m.; le puits Carré 200 m.; la source du Parc 50 m.; la source Mesdames 14 m.; et le puits Lucas 86 m., en tout 500 mètres cubes. Il faut déduire 24 mètres de la source Lucas réservés pour l'hôpital militaire. Restent 476 mètres cubes donnant, outre le service des buvettes, 3000 bains par jour, plus l'eau nécessaire pour les douches de toute nature. Il faut dire que c'est à l'aide des réservoirs magnifiques qui ont été construits, et qui, contenant 3000 mètres cubes ou 3500 bains 1ʃ2 minéraux, permettent d'accumuler l'eau nécessaire pour plusieurs jours de service, pendant l'époque où le nombre des malades est le plus considérable. Jusqu'à présent on n'a pas dépassé 2400 bains par jour; si, comme cela est probable, le maximum venait à être atteint et dépassé, on en serait quitte à augmenter le nombre des réservoirs. Ils sont si bien construits, à l'abri de l'air et de toute infiltration, que l'eau s'y conserve très pure, et avec toutes les qualités qu'elle présente à la source. Au dix août de chaque année, il reste toujours un excédant d'eau minérale dans les citernes, et, pour que le public puisse les visiter, elles sont ordinairement vidées à cette époque.

Un mètre cube d'eau ne fournit que six bains et deux tiers à moitié eau minérale. S'il est vrai, comme on me l'a affirmé, qu'à Cusset les sources de l'établissement Sainte-Marie ne produisent pas plus de 17 mètres cubes par vingt-quatre heures, il en résulte que cet établissement ne peut et ne doit donner que cent et quelques bains par jour. S'il en donne davantage, ou bien il ne met pas moitié eau mi-

nérale, ou bien il ajoute dans l'eau douce du
sel de soude de commerce. Dans l'intérêt de la
vérité, et pour que les baigneurs sachent bien
à quoi s'en tenir, on a plusieurs fois demandé
à l'autorité supérieure de faire jauger les
sources de Cusset, pour connaître leur rende-
ment exact; nous espérons qu'il sera fait droit
à cette demande.

Si je suis entré dans ces détails, c'est que
j'ai souvent entendu les critiques les plus absurdes, les plus ridicules sur les bains de Vichy,
d'une part, et de l'autre les éloges les plus
exagérés sur la supériorité des bains de Cusset.
La vérité est qu'à Cusset on ne met pas plus
d'eau minérale qu'à Vichy, parce qu'on n'a
pas les moyens d'en mettre plus; que si on le
faisait, ce serait au détriment de la santé des
malades; que la teinte laiteuse des bains de
Cusset est un inconvénient loin d'être un
avantage, et qu'à égalité dans la quantité
d'eau minérale, les bains de Cusset valent
ceux de Vichy, ni plus ni moins. Il serait donc
temps de mettre fin à ces réclames ridicules
qui ne peuvent changer les faits exposés avec
sincérité, et donner à Cusset, avec trois petites sources, froides, de composition à peu
près identique, l'importance de Vichy, avec

ses sources nombreuses et si variées dans les résultats thérapeutique · qu'on peut en obtenir.

Les baigneurs qui voient ouvrir en même temps les trois robinets de leur baignoire pensent qu'on ne leur donne pas la moitié d'eau minérale prescrite par le médecin. Ils auraient raison si les trois robinets étaient également ouverts ; il est évident qu'alors ils n'auraient qu'un tiers d'eau minérale. Mais les gens de service ouvrent en entier le robinet d'eau minérale, et à moitié les deux autres ; les baigneurs ont donc la quantité qu'ils sont en droit de réclamer. Pour éviter toute plainte, il serait bon que les robinets d'eau douce fussent disposés par un point d'arrêt, de manière à ne pouvoir s'ouvrir qu'à moitié, ou que leur diamètre fût de moitié moins grand que celui du robinet d'eau minérale. Une administration honnête, comme celle des fermiers de Vichy, doit éviter tout sujet de plainte et de mauvais vouloir. Elle doit se souvenir que la plupart de ceux qui se baignent sont, par le mauvais état de leur santé, disposés à la tristesse et même à l'hypocondrie, et qu'alors ils sont facilement portés à la défiance et à admettre toutes les idées absurdes que leur soufflent des gens envieux et malveillants.

D'ailleurs, si les baigneurs craignent d'être trompés, ils ont un moyen assuré de voir si l'on exécute la prescription du médecin. Les baignoires sont jaugées à la moitié et aux deux tiers par une marque très apparente. Ils ont le droit d'exiger qu'on verse l'eau minérale à la hauteur prescrite, avant qu'on y ajoute l'eau douce. Qu'ils usent de leur droit, et ils seront certains d'avoir un bain tel qu'ils le désirent. Sans doute il sera un peu plus long à préparer, mais ce ne sera que quelques minutes de perdues sur la durée du bain qui doit être d'une heure. J'ai tout lieu de croire qu'on ne se refusera jamais à leur juste demande; mais si, par impossible, il en était autrement, qu'ils portent plainte au médecin inspecteur ou au commissaire du gouvernement, et il leur sera rendu justice.

Les effets d'un bain minéral sont très complexes. Il y a d'abord ceux qui sont dus à l'eau, puis ceux que l'on rapporte à l'action des sels minéralisateurs. Tous ces effets peuvent donc varier par la quantité d'eau minérale, comme par la température et par la durée du bain.

La durée du bain est ordinairement d'une heure, mais ce temps est trop long pour un grand nombre de malades; trois quarts d'heure,

une demi-heure, et même moins sont souvent
suffisants. Si l'on ne se trouve pas bien dans le
bain, s'il y a suffocation, gêne générale, disposition à une congestion vers le cerveau, il
faut en abréger la durée ; il est même prudent
de ne pas être seul dans le cabinet : un malade trop faible peut avoir des accidents nerveux, ou même une syncope qui ne laisserait
pas le temps d'appeler du secours.

Les bains prolongés au delà d'une heure
sont très rarement nécessaires, ils sont même
peu utiles. La peau ne peut absorber que dans
une proportion donnée ; quand elle a pris,
d'eau ou de sels, tout ce qu'elle pouvait prendre, le bain n'agit plus que comme calmant du
système nerveux, et pour affaiblir les forces.
Au bout d'une heure, la fatigue se fait sentir ;
on éprouve un malaise général. Pour les personnes qui ont besoin de bains plus longs, c'est
à la piscine qu'elles doivent les prendre. Mais
les bains de piscine ne sont utiles que si
elle est vaste, si elle permet de se mouvoir,
et surtout si l'eau peut se renouveler, pendant le bain, par un courant non interrompu,
autrement elle ne présente aucun avantage
sur le bain simple.

Les bains sont ordinairement portés à la

température de 34 à 35 degrés centigrades, correspondant à 28 degrés Réaumur. Mais il est évident qu'elle peut être trop élevée pour les uns et trop peu pour les autres ; cela dépend surtout des habitudes contractées, et c'est à chaque malade à savoir fixer la température qui lui convient.

Si le bain est trop chaud, la peau gonfle et rougit, le sang y afflue, la vie se porte de dedans au dehors ; il peut survenir de graves accidents par la trop grande excitation de l'arbre circulatoire, et l'absorption des sels se trouve interrompue.

Quand le bain est trop froid la peau se resserre et fait ce qu'on appelle chair de poule ; la vie se concentre sur les organes intérieurs : si quelqu'un d'eux est engorgé, la congestion sera augmentée. Il peut même s'en faire là où il n'y en avait pas. Comme dans le cas précédent, l'absorption des sels n'a plus lieu.

On voit qu'il y a dès lors avantage à prendre des bains tempérés, en se rapprochant le plus du terme de 35 degrés centigrades.

Même dans les bains tempérés, il y a des malades qui éprouvent des chaleurs à la face, de la lourdeur de tête, des bourdonnements d'oreille. Ils doivent, pendant le bain, se

mouiller souvent le front et la figure avec de
l'eau froide, et, en sortant, prendre un pédi-
luve un peu chaud pendant deux ou trois minutes.

Comme nous l'avons dit plus haut, l'absop-
tion des sels dépend beaucoup du degré de la
température. Elle dépend aussi de la quantité
d'eau minérale. Si celle-ci est trop considérable, la peau en est trop vivement impression-
née ; elle rougit. Des démangeaisons, des érup-
tions même apparaissent ; l'absorption des sels
est entravée, elle peut même devenir nulle.
Cet excès d'irritation de la peau réagit sur les
organes malades, avive les douleurs ; il faut
alors suspendre et quelquefois cesser complétement l'usage des bains, et quand on les reprend, non-seulement il faut diminuer la quantité d'eau minérale, mais adoucir son effet
excitant en ajoutant au bain du son, de l'amidon ou de la gélatine. Je me suis toujours
très bien trouvé de la prescription de ces bains
mitigés, surtout pour les personnes nerveuses
ou celles dont la peau est douée d'une. sensi-
bilité exquise.

C'est donc une erreur de croire que l'on
augmentera l'absorption des sels en augmen-
tant la dose d'eau minérale. Si les médecins
de Vichy, de temps immémorial, ont fixé à

demi-minérale la quantité d'eau nécessaire,
c'est que ce chiffre avait sa raison d'être par
une longue expérience, et alors que le petit
nombre de malades venant se baigner ne pouvait faire supposer qu'il y eût dans cet usage
un motif d'économie de l'eau, qui était
surabondante. Je suis même convaincu que la
masse de sels absorbés est plus considérable
avec un demi d'eau minérale qu'avec deux
tiers ou la totalité, et qu'une quantité moindre
serait aussi plus avantageuse.

Depuis plusieurs années des physiologistes
ont soutenu que la peau revêtue de son épi-
derme, comme d'un enduit imperméable, ne
pouvait absorber, et qu'alors l'action prêtée
aux bains minéraux était tout à fait nulle.
Il est vrai qu'un grand nombre d'expériences
faites pour vérifier si la peau absorbait, ont
donné un résultat négatif. Mais d'autres observations ont montré différents sels venant
après un bain se représenter soit dans la salive, soit dans les urines. On ne peut donc
nier la faculté absorbante de la peau ; seulement elle est très-minime, et de tous les sels
que l'on a pu faire absorber, le carbonate de
soude est celui qui s'est retrouvé en plus
grande abondance.

7

S'il ne faut pas compter beaucoup sur les
effets d'un bain par l'absorption de la peau, il
n'agit pas moins 1° par la température : il diminue, augmente ou exalte la chaleur du
corps, et réagit par là sur toute l'organisation.

2° par les sels qu'il contient. Leur action
locale sur la peau ne saurait être niée, on en a
trop d'exemples tous les jours pour insister
sur ce point.

Mais il y a de plus une action puissante,
mise en évidence par des observations faites
avec le plus grand soin, par l'honorable docteur Scoutetten, de Metz. Cette action puissante est due à l'électricité dont sont chargées
toutes les eaux minérales prises à la source.
Cette découverte du savant professeur a été
fort mal accueillie par l'Académie de médecine et par la Société d'hydrologie minérale.
Mais les faits et les expériences sont là, et si
comme tous ceux qui font une découverte, le
docteur Scoutetten est porté à lui donner une
importance un peu exagérée, ce n'est pas une
raison pour la rejeter, surtout quand elle
donne une explication très rationnelle de l'effet des bains d'eau minérale.

En sortant du bain, il faut prendre des précautions contre la différence de température. Quelques personnes vont, après le bain, se mettre au lit pendant une ou deux heures. Cet usage est bon pour celles qui le prennent de très bonne heure ou pour celles qui sont faibles et délicates ; mais si l'on a les forces nécessaires, il est préférable de faire une courte promenade, soit sous les galeries couvertes, soit dans les avenues du parc.

Comme pour la boisson, il faut autant que possible choisir pour son bain l'heure qui convient le mieux soit aux habitudes, soit aux dispositions particulières. J'ai vu des malades qui ne pouvaient supporter un bain le matin, et qui s'en trouvaient bien après midi. Toutefois il n'est pas toujours facile d'obtenir l'heure désirée dans un établissement où l'on doit donner deux mille quatre cents bains depuis cinq heures du matin jusqu'à six heures du soir.

Le nombre des bains à prendre est fixé par le médecin ; il varie nécessairement par la maladie et par les effets qu'ils produisent. Quand après avoir éprouvé du bien-être, on arrive à ressentir de la fatigue, une perte de forces, il faut les cesser. Comme tous les médicaments toniques, les bains minéraux ne peuvent dépasser un certain degré d'efficacité sans produire des effets contraires ; il faut donc s'arrêter à propos.

D. — Des douches.

Il y a quelques années, il était difficile à Vichy d'avoir recours aux douches, ce moyen puissant qui nous offre tant de ressources dans une foule d'affections ; aujourd'hui des appareils nombreux, et dans de bonnes conditions d'établissement, nous permettent de les employer fréquemment : en 1869, il en a été donné plus de 23,000 de toute espèce.

Les douches qui sont données sur toute la surface du corps, ou sur un point spécial du tronc ou des membres, sont administrées, soit dans des cabinets consacrés exclusivement à cet usage, soit dans des cabinets où l'appareil se trouve à côté d'une baignoire. Le malade placé dans la baignoire y reçoit la douche, et prend immédiatement après son bain avec l'eau qui a servi à la douche.

Ces douches en baignoire sont plus faibles d'action, moins énergiques, et conviennent aux personnes délicates, nerveuses, qu'un fort ébranlement pourrait indisposer. L'effet de la douche est atténué par le bain pris à la suite ; l'irritation produite est calmée, mais par cette douceur d'action elle-même on ne peut en attendre les résultats que l'on obtient avec les autres. Si cette douche est prise à une température trop élevée, le bain qu'elle forme se trouve à un degré tel, que des accidents peuvent survenir ; si elle est à température moyenne, son action révulsive sera moins marquée.

La douche prise dans un cabinet spécial est infiniment plus active, et ne doit être prise que sur des indications très précises. Ordinairement d'une température supérieure à celle du corps, elle excite vivement la peau, y attire la vie et l'accumule sur les points où frappe le jet. Cette action prolongée pendant plusieurs minutes a de grands effets thérapeutiques, mais elle peut avoir de grands inconvénients. Pour certains malades je n'engagerai pas à en faire usage sans la présence du médecin, qui peut faire arrêter à temps, diriger le jet sur les parties nécessaires, et prévenir toute réaction dangereuse.

La douche s'administre en jet, ou en pluie.

selon que le tuyau conducteur de l'eau se termine par un simple tube ou par une plaque
en pomme d'arrosoir percée de trous plus ou
moins nombreux.

La douche agit par sa température et par
le choc. La température est le plus souvent
de 40 à 45 degrés centigrades. On comprend
la perturbation profonde que doit produire
une masse d'eau très chaude, lancée sur le
corps à un tel degré de chaleur, et d'une élévation de plusieurs mètres. L'excitation qu'elle
produit est vive, profonde, le sang se porte
avec force à l'extérieur ; il y a ébranlement
de toute l'économie.

La douche dite écossaise consiste à lancer
alternativement sur le corps un jet d'eau
chaude, puis un jet d'eau froide, et à recommencer ainsi pendant plusieurs minutes. Cette
douche a une action très-énergique, trop peut-
être. Je préfère après une douche chaude de 7
à 8 minutes terminer par un seul jet d'eau
froide pendant quelques secondes. J'en ai toujours obtenu de très bons-résultats.

Plus le choc est violent, plus ces effets se
font sentir, aussi la douche en pluie produit-
elle une réaction moins vive. Il ne faut donc
pas que les malades substituent l'une à l'au-

tre, sans calculer le bien ou le mal qu'ils peuvent en retirer. J'ai vu la douche en jet, substituée par le caprice d'un malade à la douche en pluie que je lui avais prescrite et dont il se trouvait bien, doubler en peu d'instants un gonflement du foie déjà considérable. Il me fallut avoir recours à la saignée, aux sangsues, à une médication énergique pour arrêter un mouvement inflammatoire qui menaçait de produire une hépatite aiguë. Le malade guérit, mais il perdit en quelques heures, et par sa faute, l'amélioration qu'il avait obtenue par quinze jours de traitement.

La durée de la douche est de cinq à quinze minutes ; ce dernier terme est déjà bien long, et pour beaucoup de malades il a besoin d'être abrégé.

On a donné le nom de *douches ascendantes* à des douches locales agissant de bas en haut, soit en jet, soit en pluie.

Il y a des douches ascendantes périnéales ou vulvaires, qui sont externes ; d'autres sont internes, vaginales ou rectales. Les premières n'agissent que par le choc et la température ; les autres, toujours employées à une température plus basse (20 à 25 degrés centigrades), agissent comme un bain local, d'abord, puis par le contact de l'eau minérale sur la membrane muqueuse ; en troisième lieu, par l'absorption de cette eau.

La douche rectale se rapproche des lavements ordinaires, mais son action est plus puissante par la force du jet. Employée surtout pour combattre la constipation, elle vient presque toujours à bout de la vaincre ; et par son action combinée avec celle de l'eau minérale, elle rend à l'intestin le ressort qu'il avait perdu. Après quelques jours de son emploi, les selles redeviennent faciles et naturelles.

Dans d'autres cas, la douche rectale est employée contre les engorgements de la matrice, de l'ovaire, du mésentère, de tous les organes de l'intérieur, contre toutes les douleurs névralgiques dont ils peuvent être affectés. Il y a là une double action, celle du bain local, et celle dûe à l'absorption de l'eau minérale. La force d'impulsion du jet doit être moindre, et la durée prolongée pendant plus longtemps. Comme moyen évacuant, la douche rectale n'a pas besoin de durer plus de cinq minutes ; plus longue, elle peut avoir des inconvénients.

Les douches vaginales sont recommandées contre les déplacements de la matrice, contre l'engorgement du col de cet organe, et contre la leucorrhée ou les flueurs blanches.

Je ne crois pas qu'elles puissent jamais avoir un effet utile contre les déplacements ; il y a plus à espérer des douches rectales prolongées, parce que l'eau minérale absorbée agit pour tonifier les parties relâchées ; mais, portée seulement sur l'extrémité inférieure, son action sera à peu près nulle.

Mais, dans les engorgements du col de la matrice, les douches locales ont un effet souvent très-marqué, à la condition toutefois qu'on n'en abusera pas, qu'elles seront prolongées et faites avec une grande douceur. C'est un vieil usage à Vichy qui s'est toujours perpétué, et qu'aucun médecin se garderait bien de négliger, de faire prendre ces douches dans le bain même, de les faire répéter plusieurs fois pendant sa durée, et de pousser l'eau avec une force très-modérée. Ce n'est pas sans étonnement que nous avons vu préconiser ce moyen en quelque sorte comme nouveau ; il n'a jamais cessé.

Dans la leucorrhée, la douche locale est d'une grande utilité ; comme dans le cas précédent, c'est une lotion faite sur la partie malade. Mais la leucorrhée, qui fait le déses-

poir de tant de femmes, tient presque toujours
à une cause générale ou à une autre affection
dont elle est alors un des symptômes, et le
plus pénible, et le plus opiniâtre. Il est évident que le traitement doit s'attacher surtout
à la cause première, et que la douche locale
n'est plus qu'un moyen secondaire.

Quant aux douches ascendantes externes,
elles n'ont pas d'autre effet que les douches
générales ou locales données sur la peau.
Leur emploi est déterminé par des affections
locales, mais elles sont soumises aux mêmes
règles de prudence.

Comme pour les bains, les douches sont
composées de moitié eau douce et moitié eau
minérale. Celle-ci est véritablement utile dans
les douches internes, puisqu'elle est absorbée
en partie et peut ainsi développer son action.
Mais en est-il de même pour les douches externes, qu'elles soient locales ou générales?
A mon avis, ces douches n'agissent que par le
choc et la température de l'eau, qu'elle soit
ou non minéralisée. Si la quantité de sels contenus dans l'eau minérale était assez considérable pour ajouter à la pesanteur de l'eau, on
pourrait leur attribuer quelque action; mais que
peuvent faire 3 kilogrammes de sels étendus

dans 6 hectolitres d'eau ? Rien, évidemment.
En coulant sur la peau, l'eau minérale n'est
pas et ne peut être absorbée, elle est donc
inutile ; mais l'usage en est consacré depuis
des siècles, et je serais bien surpris si, pendant
des siècles encore, on ne continuait pas à
donner des douches à l'eau minérale.

E. — Bains de vapeur, — Hydrothérapie.

En 1860, nous ne pouvions parler des bains
de vapeur que pour regretter leur absence.
Maintenant plusieurs appareils fonctionnent
pour bains et pour douches. Ces bains par la
voie sèche ou humide, suivis ou non de douches
froides, ou d'une immersion à basse température, sont un moyen puissant dont nous pouvons nous servir tous les jours. Les maladies
que nous traitons à Vichy sont si diverses, si
compliquées souvent ; elles attaquent tant de
constitutions différentes, que nous ne pouvons
avoir entre nos mains trop de ressources pour
les combattre. Les bains de vapeur et l'emploi
de l'eau froide sous toutes les formes, peuvent
très-bien s'allier à l'usage de nos eaux en

boissons, en bains ou en douches. Depuis
quelques années, un établissement hydrothé-
rapique a été créé sur les bords du Sichon par
un médecin dont les connaissances spéciales
sont une garantie des bons soins qui y sont
donnés ; malheureusement, cet établissement
est un peu loin de nos établissements, et il est
difficile d'associer les deux espèces de traitements et de profiter des avantages que, réunis,
ils pourraient offrir, surtout pendant les chaleurs ardentes de l'été.

Les personnes qui désirent prendre des bains
d'eau douce, ont maintenant toutes facilités
pour le faire. L'Établissement thermal en a
donné 4,000 en 1869, et au parc du puits
Lardy il y a 12 baignoires exclusivement con-
sacrées à cet usage. C'est une grande amélioration, car à côté des malades se trouvent
beaucoup de personnes ayant besoin de bains
d'eau douce. Il faut même espérer qu'un jour,
on disposera près des bords de l'Allier, une
école de natation, qui offrirait de grands
avantages, ne fût-ce que comme exercice
gymnastique.

F. — Gaz acide carbonique.

Plusieurs établissements thermaux, en
France, avaient à une époque assez reculée

cherché à utiliser comme un puissant moyen thérapeutique le gaz acide carbonique s'échappant des sources ; mais les travaux des médecins qui s'étaient livrés à ces expériences étaient restés à peu près ignorés, lorsque le bruit de cures merveilleuses obtenues à l'aide de cet agent, en Allemagne, rappela l'attention sur lui ; on l'employa à l'extérieur et à l'intérieur.

En 1855, pendant la guerre de Crimée, M. le marquis de C...., alors à Vichy pour se traiter d'un rhumatisme goutteux général rendant tous les mouvements et surtout la marche, difficiles et pénibles, vint me voir, non comme médecin, mais comme ancien collègue aux assemblées constituante et législative. Je lisais en ce moment le récit qu'un médecin allemand avait fait d'une cure obtenue sur lui-même par l'usage externe du gaz acide carbonique. Atteint d'un rhumatisme, ancien déjà, qui lui rendait impossible l'usage d'une jambe, il l'avait exposée à un courant de gaz s'échappant d'une source ; quelques instants après, il était soudainement guéri, et il revenait, sans aide et sans appui, à pied jusqu'à son hôtel, éloigné de plus d'un kilomètre. Je communiquai ce fait à M. de C....,

qui, sur mon assurance qu'il n'y avait aucun
danger à essayer, se voyant déjà débarrassé
de ses douleurs, se hâta de faire faire une
boîte où les deux jambes pussent être enfer-
mées hermétiquement. Avec l'autorisation de
M. Barrier, alors directeur de l'établissement,
toujours disposé à répondre favorablement
aux demandes qu'on pouvait lui faire dans
l'intérêt des malades et de la science, la boîte
fut placée sur le tuyau qui amène le gaz carbonique dans la chambre où les sels de Vichy
sont bicarbonatés. Toutes les précautions fu-
rent prises pour que le gaz n'agît que sur les
jambes et ne pût se porter au dehors. Bientôt
M. de C...., ressentit un froid vif dans les
jambes, puis une chaleur intense la remplaça,
puis survint une sueur locale abondante.

Après un quart d'heure, M. de C...., cessa
la douche de gaz et sortit de sa boîte, se sen-
tant très-soulagé, marchant lestement et
avec une souplesse qu'il n'avait pas depuis
longtemps. Ce bien-être se dissipa dans la
journée.

Le lendemain, nouvelle séance d'une demi-
heure : mêmes effets locaux, mais effets consécutifs beaucoup moins prononcée. Le troisième jour, nulle amélioration, et M. de C....,

dont les deux fils étaient devant Sébastopol,
et ne voulant pas laisser leur mère exposée
à recevoir en son absence de fâcheuses nouvelles, quitta Vichy dans la même situa-
tion où je l'avais vu avant la première séance.

Ce fut là ma seule expérience. Quoique loin
d'être satisfaisante, on ne peut nier cependant qu'il n'y ait eu un résultat très-marqué
d'abord, mais peut-être dû à un effet d'ima-
gination, à l'excitation du système nerveux
par l'espoir d'une guérison ardemment
souhaitée.

En 1857, M. Durand-Fardel, inspecteur des
eaux de Hauterive, essaya le gaz carbonique
en aspiration sur quelques malades atteints
d'asthme et de diverses affections des poumons; les résultats ne lui ont pas paru à lui-
même assez concluants pour émettre une opinion sur l'utilité qu'il en avait retirée.

En 1857, M. Villemin, second inspecteur
adjoint de l'établissement de Vichy, renou-
velait ces expériences sur une échelle plus
étendue. Ce qu'il en a publié est loin encore
de pouvoir permettre une opinion raisonnée
sur la valeur de cet agent thérapeutique. Il
se proposait de reprendre ses expériences en

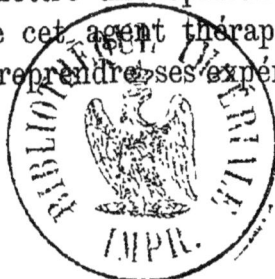

1859, mais M. l'Inspecteur s'y opposa jusqu'à ce que l'administration fermière consentît à disposer un local convenable, bien aéré, au lieu de l'espèce de grotte qui avait servi précédemment et qui pouvait offrir quelque danger.

Cette année, les appareils pour emploi du gaz acide carbonique seront placés dans un local vaste, bien aéré ; ils consisteront en tubes à aspiration, en bains et appareils pour douches de gaz.

Il ne faut pas oublier que le gaz acide carbonique est un toxique violent, pouvant, s'il est inspiré avec imprudence, amener la mort, quelquefois très-promptement même, comme on le voit pour le chloroforme, malgré toutes les précautions que l'on peut prendre.

Qu'il soit employé à l'intérieur ou à l'extérieur, le gaz acide carbonique ne doit jamais l'être qu'en présence du médecin qui l'ordonne. Il faut que le local soit bien disposé ; que l'air respiré puisse se renouveler facilement en entier. S'il s'agit d'appliquer le gaz à l'extérieur, il faut des appareils propres à isoler complétement la partie du corps qui doit être soumise à son influence. Si le gaz acide carbonique doit être respiré, il faut qu'on puisse calculer mathématiquement la quantité qui sera portée dans les poumons. Il serait utile encore d'avoir recours à ces appareils nouvellement inventés qui brisent l'eau et la réduisent en poussière ; alors, avec le gaz, on respirerait les sels contenus dans les eaux de Vichy, et l'on obtiendrait des résultats plus certains et moins dangereux.

En dernière analyse, je crois qu'à l'égard de l'emploi du gaz acide carbonique, il est bon de tenir les malades en garde contre les effets qu'il peut produire. Je crains bien que les médecins allemands n'aient fait beaucoup de bruit pour peu de chose : cela n'arrive que trop souvent en médecine. Des médicaments nouveaux sont prônés avec grand renfort de cures merveilleuses, et quand les têtes se calment, quand on peut apprécier froidement les faits annoncés, il arrive que tout a disparu, les guérisons et le médicament lui-même.

CHAPITRE III

HYGIÈNE DES MALADES

De toutes les parties de la médecine, l'hygyène est une des plus importantes, puisqu'elle a pour but non-seulement d'aider à la guérison des maladies, mais aussi et surtout de les prévenir. Quand Rousseau disait qu'à trente ans tout homme devait être son propre médecin, il ne prétendait pas dire qu'on fût apte à se guérir sans médecin d'une fluxion de poitrine ou d'une fièvre typhoïde. Il voulait seulement exprimer une idée vraie, c'est que tout homme qui saura se conduire selon les lois d'une hygiène intelligente, pourra se préserver d'une foule de maladies qui n'ont d'autres causes que l'oubli de ces mêmes lois.

Dans les maladies aiguës, on se soumet assez facilement aux règles de l'hygiène. On sent ses forces et sa volonté brisées par la fièvre et la douleur : on obéit à ce que le médecin prescrit chaque jour, car si l'on s'écarte de l'ordonnance, on est presque sur-le-champ puni par un redoublement de la fièvre, par un retour des douleurs ; bon gré, mal gré, on reste raisonnable. Mais il n'en est pas toujours ainsi dans les maladies chroniques ; on ne se rend pas aussi bien compte de la nécessité du régime, parce que ses effets en bien ou en mal sont généralement lents et peu sensibles d'un jour à l'autre.

Il est bon de faire comprendre aux malades que s'il est possible de guérir une affection chronique sans médicaments, il est impossible d'y mettre un terme, si l'on ne se soumet pas aux lois de l'hygiène. On peut dire que généralement dans cette classe d'affections les médicaments ne jouent qu'un rôle secondaire, et que leur action devient tout-à-fait impuissante, s'ils ne sont aidés par l'observance continué de règles dont malheureusement on est trop porté à s'affranchir.

§ Iᵉʳ. — **Air.** — **Habitation.** — **Vêtements.**

L'air qui nous environne est un des aliments
de la vie ; par son contact continuel sur la
peau, il agit sans cesse sur elle et sur les
fonctions importantes qu'elle remplit. On sait
toute l'influence qu'exerce sur la santé l'air
trop humide, trop agité par les vents ou peu
renouvelé ; selon qu'on vit en présence et sous
l'action du soleil, ou loin de ses rayons bien-
faisants, dans une obscurité prolongée. Ce
n'est pas tout : porté sans cesse dans l'intérieur du corps, soit par la respiration, soit par
la digestion, l'air modifie puissamment la composition du sang, selon qu'il est pur, ou qu'il
est chargé de corpuscules étrangers, de miasmes pestilentiels.

Cette influence d'un air pur est si bien
constatée, que beaucoup de personnes et même
quelques médecins encore, croient pouvoir lui
attribuer toutes les guérisons obtenues aux
sources thermales. Il ne faut rien exagérer
cependant : nous pouvons assurer que la plupart des malades guéris à nos eaux n'auraient
pas obtenu le même succès par le déplacement

seul. Nous ajouterons que sans l'emploi des
eaux, l'amélioration que l'on obtient par les
voyages est presque toujours assez fugitive,
et que bientôt on voit revenir les mêmes accidents dès qu'on se trouve replacé dans ses
anciennes conditions hygiéniques.

A Vichy, l'air est d'une pureté remarquable.
La vallée de l'Allier étant ouverte du sud au
nord, et abritée à l'est et à l'ouest par des
collines peu élevées, l'air s'y trouve renouvelé
sans cesse par un courant peu actif, mais suffisant, et par des orages assez fréquents, dus
au voisinage des hautes montagnes de l'Au-
vergne. A la suite de ces orages, il y a souvent
un abaissement brusque de la température, et
il faut avoir soin de s'en garantir.

L'aspect chétif, malingre, d'une partie de la
population pourrait faire croire que les bords
de l'Allier ne sont pas très sains à habiter ;
mais ceci tient à des circonstances locales, et
surtout à un régime de vie peu réparateur, dû
à la misère d'une population qui ne sait pas
encore tirer d'un sol admirable toutes les ressources qu'il présente.

Nous avons aussi entendu reprocher au séjour de Vichy, et il faut bien le dire, même par
des médecins trompés par des accusations men-

songères, prenant leur source dans des intérêts égoïstes, la fréquence des fièvres intermitten- tes. C'est même à ce préjugé absurde qu'il faut attribuer la répugnance des malades à venir chez nous vers le mois de septembre, et à se priver ainsi du meilleur moment et de la plus belle saison pour prendre les eaux.

Il est bien vrai qu'à la suite des pluies d'au- tomne, on peut trouver parmi les habitants quelques cas de fièvres, mais elles ne sont pas plus nombreuses que dans toutes les localités semblables ; elles s'expliquent d'ailleurs par les privations qu'ils s'imposent et par les fatigues qu'ils éprouvent au moment où la foule des étrangers est considérable, mais elles gué- rissent facilement et n'ont rien des caractères des fièvres paludéennes. L'Allier roule sur un lit de cailloux ; il n'y a pas de limon sur ses bords, pas de marécages dans les environs, et nous pouvons affirmer que pour le très petit nombre de cas de fièvres que depuis dix-huit ans nous avons eu à soigner chez des personnes venues à Vichy, la plupart avaient atteint des habitants de la Sologne, des Landes ou d'autres pays où la fièvre intermittente est endémique. Il est d'observation que le germe de cette ma- ladie couve longtemps avant d'éclater ; le plus souvent, c'est pendant les grandes chaleurs qu'on l'absorbe, bien qu'il ne se produise au dehors que vers l'automne. Qu'y a-t-il d'étonnant que ces personnes aient, à Vichy, l'accès de fièvre qu'ils auraient eu chez eux, sans nul doute, et dont ils avaient emporté le germe avant de partir ? Et cependant, pas une saison ne se passe que je ne reçoive des lettres de confrères qui, dans leur sollicitude pour leurs malades, m'écrivent pour me demander s'il est vrai que nous soyons envahis par la fièvre intermittente. Ma réponse est toujours la même : On vous a trompé : méfiez-vous de bruits calomnieux semés par des rivalités de mauvaise foi, qui ne reculent devant aucun moyen pour assurer la prédominance de leur localité thermale.

Ces accès de fièvres, que l'on arrête facilement, ne sont-ils pas un obstacle à la continuation du traitement ? Il y a des malades qui, une fois la fièvre cessée, peuvent, sans crainte de la voir revenir, reprendre leur cure ; chez d'autres, au contraire, la fièvre a une malheureuse tendance à la récidive. Les eaux minérales favorisent-elles ces retours ? Je ne le crois pas, car ils sont fréquents chez ceux qui ont la fièvre chez eux ; et, dût-on s'abstenir de l'emploi des eaux, je crois que si le temps reste favorable, il y a tout avantage à séjourner à Vichy, plutôt que de retourner trop promptement dans le pays où l'on avait puisé le germe de la maladie.

Aux eaux, la plupart des malades vivent en quelque sorte en plein air ; pour eux, il semble dès lors que le choix du logement soit tout à fait secondaire. Cependant, comme ils passent au moins la nuit dans leur chambre, il faut que celle-ci soit bien aérée et assez vaste pour que les poumons trouvent toujours un air pur, renouvelé en quantité suffisante. Les appartements de ce genre ne manquent pas à Vichy : tout ce qui est de construction nouvelle peut satisfaire sur ce point à toutes les exigences, mais il est encore quelques maisons anciennes qui ont besoin d'une rénovation complète ; elle ne se fera pas attendre, tant la ville marche rapidement vers une reconstruction totale.

Beaucoup de malades, venant à Vichy au moment de la saison la plus chaude, négligent d'apporter des vêtements de laine ; ils en sont souvent punis par des douleurs, par des rhumes dûs à un abaissement subit de la température. De là souvent une interruption forcée du traitement et une perte de temps regrettable.

A quelque époque que l'on vienne, il faut se munir de vêtements d'hiver qui sont indispensables quand on prend son bain, le matin, de très bonne heure. Il y a souvent alors un petit brouillard [qui fait sur la peau une impression pénible jusqu'à ce que le soleil l'ait dissipé. Plus on avance en saison, plus on a besoin de vêtements chauds. Les matinées et les soirées de septembre sont souvent froides, et, à moins de se priver de bains et de douches, il est urgent d'être bien couvert.

Dans presque toutes les maladies chroniques, la peau fonctionne mal: le gilet ou la chemise de flanelle est indispensable, non pas seulement pendant la saison des eaux, mais comme condition obligée de la vie habituelle.

Il peut paraître puéril de recommander aux malades d'avoir de bonnes chaussures qui préservent les pieds du froid et de l'humidité; mais c'est aux dames surtout que j'adresse cette recommandation. Combien n'y en a-t-il pas qui ont toujours froid aux extrémités, et qui éprouvent, par suite, des coliques violentes, des douleurs utérines, des leucorrhées, des affections névralgiques diverses, dont elles pourraient se préserver par plus de soin dans cette partie de l'habillement! On ne peut s'imaginer

le nombre des maladies qui affectent ce sexe
délicat et qui ne sont dues qu'à des négligences
dans l'hygiène ; qu'à un assujétissement trop
servile aux despotiques exigences de la mode.
Il faudrait un volume pour expliquer toutes ces
causes de maladie et les moyens de s'en préserver. C'est au médecin à suppléer à tout ce que
je ne puis dire ; il n'entrera jamais dans trop
de détails. La minutie est presque un devoir ;
seulement il n'est pas certain qu'on suive ses
conseils bien exactement : la mode et l'usage
passeront avant l'expérience.

§ II. — **Aliments.** — **Boissons.**

Le mot de régime devrait s'appliquer à l'ensemble des règles hygiéniques ; mais habituellement il s'entend du régime alimentaire, si
important à régler pour les malades. Il y a
bien peu de maladies chroniques dans lesquelles l'estomac ne soit plus ou moins dé-
rangé. Presque toujours les digestions sont
pénibles, incomplètes. Des sucs mal élaborés,
versés continuellement dans le sang, altèrent
sa composition et fournissent aux organes des

principes peu réparateurs et souvent nuisibles.
On peut dire même que c'est surtout l'action
favorable des eaux de Vichy sur les organes
digestifs, et par conséquent sur la digestion,
qui aide le plus à la guérison des maladies
chroniques.

Règle générale, on mange trop à Vichy et
probablement aux autres stations thermales.
Le changement d'air, l'absence de toute préoc-
cupation, l'exercice considérable que l'on est
forcé de prendre, et surtout l'effet tonique des
eaux sur l'estomac, éveillent l'appétit, facili-
tent les digestions. Le malade, qui depuis longtemps se plaignait d'inappétence, se trouve si
heureux de ce changement qu'il en profite avec
usure. Il abuse presque toujours de ce retour
d'appétit, et voici ce qui arrive.

Comme le malade mange beaucoup, l'estomac a beaucoup à faire. Toutes les forces qu'il
acquiert par l'usage des eaux sont employées à
la digestion de l'excédant de nourriture qu'il
reçoit. Les forces se relèvent, mais pas autant
qu'elles le pourraient avec plus de mesure.
Quand on a quitté les eaux, on est habitué à
ces repas copieux ; on les continue sans avoir
tout ce qui facilitait les digestions : le grand air,
l'exercice, l'usage des eaux. Bientôt l'estomac

n'est plus stimulé, il perd les forces qu'il avait
acquises, et l'on revient en peu de temps à l'ancien état de soûffrance : c'est ce qui arrive à un
grand nombre de nos malades. Alors on accuse
les eaux, on leur reproche leur inefficacité,
sans vouloir s'avouer qu'on a tout fait pour les
rendre inutiles.

Celui au contraire qui n'abuse pas de son
appétit, mais qui le modère dans ce qu'il a d'excessif, permet à son estomac de ne pas user
toute l'énergie qu'il acquiert ; il emmagasine,
pour ainsi dire, et il conserve pour plus tard
toutes les forces qu'il a su ménager et dont tous
les organes, toute l'économie peuvent alors
profiter.

Modération dans la quantité des aliments
ingérés, telle est donc la première règle à suivre pour le régime. La seconde est dans la
régularité des heures de repas. Cette régularité
est en quelque sorte commandée à Vichy pour
tous ceux qui sont logés à l'hôtel. A dix heures
du matin, à cinq heures du soir, retentissent
toutes les cloches qui annoncent le moment de
la réfection. Ces heures sont à peu près celles
fixées par l'usage actuel dans la plupart des
grandes villes.

Mais dans plusieurs départements, et surtout parmi les habitants de la campagne, on a conservé l'ancien usage. On fait de bonne heure le matin, un premier déjeuner ; on déjeûne une seconde fois à midi ou à une heure, et le soir, sur les sept ou huit heures, on fait un troisième repas. Il est souvent nécessaire de conserver ces habitudes contractées dès l'enfance : mais il faut convenir qu'elles rendent assez difficile l'emploi des bains et de l'eau minérale en boisson. Elles exigent d'ailleurs qu'on soit logé en maison garnie, et non à l'hôtel, à moins que l'on ne se fasse servir à part, dans son appartement.

Quant au choix des aliments, il y a deux règles à suivre ; 1° S'abstenir de tout aliment que l'estomac digère mal. Il y a là des indications particulières que le malade seul peut étudier et connaître. Les caprices de l'estomac sont infinis ; telle substance d'une digestion facile pour tout le monde est invinciblement refusée par lui, tandis que d'autres, reconnues pour indigestes, sont désirées et parfaitement supportées. C'est au malade à étudier ce qu'il peut attendre de chaque espèce d'aliment, et à éviter tout ce qui peut entraver une bonne digestion.

2° Parmi les substances dont la digestion se

fait sans peine, s'abstenir de celles dont la
nature est contraire à la maladie que l'on
veut guérir. C'est ainsi que, malgré un goût
prononcé pour les substances féculentes et
malgré leur digestion facile, le diabétique doit
s'en priver rigoureusement. Celui qui a le sang
appauvri ne choisira que des aliments réparateurs ; celui qui est sous l'influence d'une diathèse urique ou goutteuse s'abstiendra d'aliments trop azotés.

A part les cas où le régime doit être sévèrement exclusif et borné aux aliments désignés
par le médecin, il est bon de les varier, d'user
par portions à peu près égales de substances
prises dans les deux règnes, animal et végétal ;
d'habituer l'estomac à une variété de mets qui
excite l'appétit et prévient la prédominance
dans le sang de tels ou tels principes qui favorisent le développement des diathèses mor-
bides.

On recommande spécialement aux malades
l'usage de la viande de bœuf, de mouton, de
veau et de volaille, rôtie ou grillée. Les deux
premières, sous un petit volume, contiennent
une grande proportion de principes alibiles.
La chair de volaille convient aux estomacs
délicats, nerveux, peu énergiques ; celle du

veau n'est bonne que si elle n'est pas trop
jeune. C'est une erreur de croire qu'elle soit
d'une digestion facile ; j'ai presque toujours vu
les convalescents ne pas la supporter aussi
bien que le bœuf ou le mouton rôti et un peu
saignant. D'ailleurs, à Vichy, le veau est presque toujours amené trop jeune sur le marché ;
il ne peut donner alors qu'un aliment peu diges-
tible, plûtôt débilitant que réparateur.

C'est avec raison que l'on proscrit la chair
de porc et toutes ses préparations, les viandes
fumées ou salées, le lièvre et d'autres gibiers à
viande noire et faisandée.

On ne peut guère, à Vichy, se procurer que
du poisson de rivière : l'alose, la truite, la carpe,
la perche, sont d'une digestion facile. Je ne
voudrais pas proscrire le goujon, ne fût-ce
qu'en faveur des nombreux malades qui se
livrent à l'innocent plaisir de la pêche, et
qui sont si heureux d'exhiber le produit de
leur patience et de leur adresse ; mais le sau-
mon et l'anguille ne peuvent convenir qu'à des
estomacs déjà vigoureux : j'en dirai encore autant de l'écrevisse, qui est fort indigeste et
dont on fait souvent un facheux abus. Les
huîtres seraient pour nos malades un aliment
agréable et d'une digestion facile ; par le che-

min de fer, elles pourraient arriver à Vichy
dans toute leur fraicheur, mais elles sont mal-
saines pendant les mois où affluent nos malades, et il faut s'en abstenir, sauf dans les mois
de mars, avril septembre et octobre.

Les œufs, avec leurs préparations si variées,
offrent un aliment très-doux, riche en principes nutritifs, et d'une digestion facile. Il y a
peu d'estomacs qui ne se trouvent bien des
œufs à la mouillette.

Le lait, facilement digéré par quelques personnes, ne l'est pas par beaucoup d'autres ;
elles doivent s'en priver ainsi que toutes celles
qui sont atteintes de maladies des voies biliaires. Le corps gras qu'il contient leur est
nuisible ainsi que le beurre, la crême, et toutes
les substances grasses ; même quand elles se digèrent bien, il faut les repousser : c'est la nature même de l'aliment qui est nuisible, parce
qu'il est contraire à la maladie. Pour les autres
malades, le lait, la crême en petite quantité,
toutes les crêmes cuites, légèrement aroma-
tisées avec le café ou avec la vanille, sont facilement supportés par l'estomac et suffisamment nutritifs.

Il y a des personnes qui, fidèles aux doc-
trines de Brillat-Savarin, croiraient avoir mal

diné si elles ne terminaient leur repas par un peu de fromage. Ceux qui sont doux et récents peuvent être permis, mais il faut s'abstenir des fromages secs, forts et trop avancés.

Les légumes constituent une partie essentielle du régime. Il ne peut évidemment être question des légumes secs et farineux, toujours nuisibles à des estomacs malades ; mais parmi les légumes frais, il y a beaucoup de choix à faire. Souvent ils donnent lieu à des pesanteurs, à des flatuosités pénibles : dans ce cas il faut s'en priver ou choisir ceux qui ne produisent pas cet effet, selon les susceptibilités particulières des organes digestifs. Tel malade ne peut digérer les pommes de terre, tel autre les petits pois ou les haricots verts, celui-ci les asperges, celui-là la carotte, etc.

La pomme de terre nouvelle est rarement d'une bonne digestion, elle contient peu de principes nutritifs, et beaucoup d'eau de végétation qui n'est pas saine ; on doit lui donner le temps de mûrir complètement, alors elle forme un aliment très agréable et salutaire.

La carotte est le légume privilégié à Vichy ; pas un repas où il ne s'en trouve ; sa saveur douce et sucrée convient à presque tous les malades : il en est cependant qui ne peuvent la digérer ; on la retrouve alors sans altération dans les matières fécales ; c'est une indication de s'en abstenir. La carotte a été recommandée surtout dans les maladies du foie, mais pour une cause qui n'est que ridicule. La carotte est jaune ; la peau des malades, dans les affections du foie est jaune aussi ; le préjugé populaire a établi une corrélation d'effets entre ces similitudes. Un raisonnement aussi absurde n'a pas besoin d'être réfuté ; mais beaucoup continueront à voir dans ce légume autre chose qu'une substance mucilagineuse et sucrée donnant un aliment doux et d'une digestion facile.

Le choix des légumes dépend beaucoup de la maladie : aux diabétiques, défense de légumes sucrés ou contenant de la fécule ; aux dyspeptiques, défense de tous ceux qui donnent des flatuosités ; aux graveleux ou à ceux qui souffrent des reins ou de la vessie, défense des asperges. Mais en dehors de ces cas d'abstention et de quelques autres, les meilleurs légumes sont la carotte, l'asperge, l'artichaut cuit, les tout petits pois, les épinards, les haricots verts, la laitue cuite.

Il ne faut pas négliger la manière dont sont préparés les aliments. Les viandes doivent être rôties ou grillées, ou cuite dans leur jus.

Il faut rejeter tous les ragoûts à sauce blanche ou rousse, épaissies avec de la farine, et fortement épicés.

Le poisson doit être grillé, assaisonné d'une sauce au beurre ; s'il a été frit, il faut bien le dépouiller avec soin et ne manger que la chair.

Les légumes seront préparés très simplement, à la crème ou sautés au beurre.

Parmi les épices et condiments, le sel est le seul qui soit admis sur les tables de Vichy. Le poivre, la moutarde, le piment, sont et doivent être proscrits à juste titre. Cependant dans quelque cas, le médecin ne peut oublier qu'il y a des estomacs dont l'action ne s'éveille que sous une impression un peu vive ; puis il y a des malades tellement habitués dès leur enfance à l'usage même excessif de ces substances, qu'il est impossible de ne pas les leur permettre dans une quantité modérée : leur privation absolue empêcherait l'estomac de sécréter les sucs nécessaires à l'acte digestif.

N'oublions pas de noter qu'il y a des personnes qui ne digèrent bien que des aliments froids. Le bouillon gras, le consommé, les viandes rôties sont alors mieux supportés que s'ils étaient chauds ; il ne faut quelquefois que cette modification dans le régime pour voir le mieux apparaître, les organes digestifs reprendre du ressort et la possibilité de remplir leurs fonctions.

On ne pourra jamais s'élever trop fortement contre l'usage des pâtisseries et des bonbons que l'on prodigue aux desserts. Il y a surtout une galette, à juste titre appelée *galette de Plomb*, et qui certes a été inventée pour rendre incurables les affections des voies digestives. C'est tout juste celle qui a le plus de succès à Vichy : tous les malades en mangent, sachant bien que c'est un aliment détestable.

Les bonbons et les pâtisseries ne peuvent convenir qu'à des estomacs sains et robustes ; ils ne devraient jamais figurer sur des tables destinées aux malades.

Des malades qui ne peuvent, sans souffrir, manger de la salade, des fruits, tout ce qu'on appelle vulgairement des crudités, viennent sérieusement nous demander s'ils peuvent en faire usage? La réponse est toute faite, et c'est la nature qui s'en charge. Ne faut-il pas être bien ennemi de soi-même pour vouloir manger ce qui fait mal et ce que l'estomac repousse ?

D'autres qui digèrent très bien la salade nous adressent la même question ; et quand

nous leur disons qu'il n'y a aucun inconvénient à en faire usage, ils sont tout étonnés
de notre condescendance, ils sont tentés de
nous la reprocher, en nous objectant que la
salade contient du vinaigre et que les acides
détruisent l'effet des eaux.

Entendons-nous bien. Les acides sont presque toujours nuisibles parce que leur action
directe sur les parois de l'estomac produit une
irritation fâcheuse ; il est donc sage de s'en
abstenir, non pas à cause de leur action chimique et comme neutralisant le principe alcalin de nos eaux. Nous avons déjà dit que
les expériences de laboratoire ne pouvaient
éclaircir les actes de la vie, qu'il y avait une
chimie vivante que nous ne connaissons pas,
et dont les causes et les effets mystérieux pour
nous jusqu'à ce jour, resteront peut-être toujours impénétrables à nos regards. L'action
des acides est tout-à-fait locale, *à petites doses*,
et ceux qui digèrent bien la salade, qui n'é-
prouvent pas une impression fâcheuse par le
contact du vinaigre sur l'estomac, n'ont rien
à craindre de son usage. Ce ne sont pas trois
ou quatre gouttes de vinaigre qui feront mal,
et qui détruiront l'effet des eaux. L'acide acé-
tique, comme tous les acides végétaux, est

presque instantanément décomposé dans l'estomac ; il ne sagit donc que de bien s'observer
pour savoir si l'on peut manger de la salade ;
s'abstenir s'il y a lieu, et apporter là, comme
en toute chose, prudence et mesure.

Ce que je dis de la salade, je le dirai à plus,
forte raison des fruits, et surtout des fruits
acidules que Dieu, dans sa sagessse et sa bonté,
nous a donnés avec profusion pendant les mois.
les plus chauds de l'année. Tous les acides
qu'ils contiennent, et en très petite quantité,
sont décomposés presque sur-le-champ, sauf.
les fruits trop acides, par exemple les groseil-
les. Je ne vois aucun motif pour en priver les
malades, qui généralement les désirent vivement. Je mets toujours la condition qu'ils
soient digérés sans peine et qu'on en use avec
prudence. Je ne pense pas qu'il y ait aujour-
d'hui un médecin empêchant ses malades de
manger un abricot, une prune, une pêche bien
mûrs. Des malades ont été guéris de la goutte
et de la gravelle par l'usage des fraises ; on
sait tout le bon parti que l'on retire souvent
d'une cure de raisin dans les maladies du foie.
Je dirai donc: consultez votre estomac, ses
forces, ses susceptibilités, ses caprices ; consultez surtout la nature de la maladie à traiter,

le tempérament du malade, et ne lui ordonnez
pas des privations inutiles : il a bien assez déjà
de celles que la nécessité lui impose.

Ceux qui ne peuvent digérer les fruits crus,
les prennent souvent sans inconvénient cuits
avec du sucre et en marmelade : sous cette
forme, c'est un aliment agréable, n'offrant pas
les inconvénients que l'on paraît redouter.

Je ferai une réserve particulière contre le
melon, si souvent nuisible même aux personnes
bien portantes. Sa chair molle, aqueuse, fon-
dante, est presque toujours trop froide et trop
débilitante pour des estomacs affaiblis ; le plus
sage est de s'en abstenir complétement.

Des médecins, trop imbus encore des théories chimiques que nous avons combattues,
proscrivent le vin pendant l'usage des eaux
minérales, et veulent qu'on ne boive que de
l'eau pure. Il semble qu'il y ait là aussi quelque réminiscence du temps où toute affection
de l'estomac était appelée une *gastrite* qu'il
ne fallait pas surexciter par des moyens in-
cendiaires.

Dans le bon vin, les acides sont en petite
quantité, et comme ils sont végétaux, ils se
décomposent rapidement par l'acte de la digestion. L'eau pure ne désaltére pas, elle affai-

blit l'estomac ; il y en a peu qui s'en arrangent, et beaucoup de dyspepsies n'ont pas
d'autre cause que l'usage de ne boire que de
l'eau, usage imposé par la mode aux dames qui
craignent d'avoir trop de couleurs.

Au contraire l'eau aiguisée par le vin, dans
la proportion d'un quart de vin sur trois quarts
d'eau, forme une boisson agréable, saine, tonique, stimulant légèrement l'estomac par la
petite quantité d'alcool qu'elle contient. Nous
recommanderons d'employer par préférence
le vin de Bordeaux agé de quatre ou cinq ans :
c'est vraiment le vin des malades, et il ne serait pas mal qu'il le fut de beaucoup de gens
bien portants. Les vins de Bourgogne sont généralement trop *chauds* pour des estomacs
malades. Quant au vin du Beaujolais, que l'on
sert le plus souvent à Vichy, il est léger, très
agréable, mais il est souvent trop acide pour
l'estomac ; et s'il n'y a pas moyen de s'en procurer de convenable, il vaut mieux s'en priver
et ne boire que de l'eau : entre deux inconvénients il vaut mieux choisir le moindre.

Dans le sein de l'Académie de médecine de
Paris, il y a quelques années, des discussions
vives, passionnées, ont eu lieu sur la nature
des eaux potables de Vichy. On leur reprochait

d'être lourdes, pesantes, chargées de sels calcaires qui les rendaient impropres a la cuisson
des légumes, et qui devaient les faire exclure
comme boisson: on proposait de prendre celles-
ci dans le Sichon ou dans l'Allier.

Le Sichon donnerait une eau très convenable si, tout le long de son cours, de Cusset
à Vichy, il ne servait de lavoir aux blanchis-
seuses. Déplacer celles-ci n'est pas possible, à
moins d'établir à grands frais des lavoirs spé-
ciaux, ou de nuire à une industrie indispensable et qui est une des ressources de la population pauvre de Vichy.

L'Allier est une rivière par moments tor-
rentielle et causant de grands ravages, comme
nous l'avons vu malheureusement en 1856 et
1866. Mais pendant plusieurs mois de l'année,
au moment des chaleurs; c'est une rivière très
modeste, laissant à sec la plus grande partie
de son lit, qui n'est occupé que par de minces
filets d'eau s'entre-croisant dans tous les sens.
Il en résulte que l'eau s'échauffe rapidement
et qu'il serait impossible de l'employer en
boisson.

Mais, d'ailleurs, les plaintes que l'on a fait
entendre portaient un cachet d'exagération
extrême. Il est bien vrai que dans quelques

maisons, par ignorance ou par paresse, on
servait aux voyageurs une eau de puits qui est
loin d'être bonne ; mais il est vrai aussi que
plusieurs fontaines à Vichy donnent une eau
légère, dépourvue de sels calcaires, d'un goût
agréable, d'une fraîcheur qui plaît et, à coup
sûr, bien supérieure et bien plus *propre* que
l'eau de la Seine, même filtrée, dont probablement fait tous les jours usage le médecin qui
s'est posé en dénonciateur de nos eaux potables. Tous les maîtres d'hôtel un peu soigneux
du bien-être de leurs hôtes s'approvisionnent
à ces fontaines que d'ailleurs l'autorité municipale a multipliées et qu'elle multipliera encore. Les malades peuvent donc venir sans
crainte à Vichy, ils y trouveront de l'eau à
boire.

Je ne pense pas qu'on puisse se procurer du
cidre à Vichy, et cela n'est pas à regretter ;
c'est une boisson bonne pour ceux qui se portent bien. Mais on boit beaucoup de bière fabriquée à Gannat (Allier). Si elle présente
moins d'inconvénients que le cidre, elle n'est
pas encore une boisson bien saine pour des malades ; elle est lourde, difficile à digérer, et
donne lieu à des flatuosités. C'est chose pénible
pour les médecins d'apercevoir leurs malades

attablés aux portes des cafés, et croyant pouvoir se livrer à leur goût et à leurs habitudes dès qu'ils ont pris leur bain et bu les verres d'eau minérale qu'on leur a prescrits. Des médecins ordonnent à leurs malades, pour boisson habituelle, de la bière coupée avec de l'eau : cette boisson ne vaut pas l'eau légèrement aiguisée de vin ; l'une a des inconvénients, l'autre n'a que des avantages.

Le thé, le café noir occasionnent à un grand nombre de personnes une excitation vive du système nerveux, nuisible dans le cas de maladie, surtout parce qu'elle prive de sommeil. Il n'est pas besoin de dire qu'alors le thé et le café doivent être sévèrement défendus. Mais, s'ils ne produisent pas ces inconvénients ; si, par un usage longtemps prolongé, il y a souffrance par leur privation ; s'il est bien démontré au médecin qu'ils ne peuvent ni ajouter à la maladie ni empêcher l'action des eaux, je ne vois pas de motifs suffisants pour les proscrire. Il faut alors les prendre légers, à petite dose, et surtout se garder d'ajouter à l'excitation qu'ils pourraient produire par l'addition d'eau-de-vie, de rhum ou de toute autre liqueur alcoolique. Cette addition dénature complétement les propriétés du thé et du

café. Au lieu d'une excitation légère, agréable,
du système nerveux cérébral, il y a irritation
de l'estomac, accélération de la circulation
générale, disposition aux congestions san-
guines. Le gloria, le punch et toutes les liqueurs alcooliques, les vins de liqueur, les vins
d'Espagne, de Portugal, de Madère et de tous
les pays méridionaux, doivent être absolument
proscrits, à si petite dose qu'on veuille en faire
usage. Dans quelques cas, bien rares encoré,
à peine conseillerions-nous, après le repas,
un peu de vin généreux pur : le vin est alors
un médicament dont on ne doit faire usage
que sur la prescription du médecin.

Il en est de même des glaces, des sorbets,
des sirops de tout genre qu'on prend en dehors
des heures de repas. Outre que la plupart ont
par eux-mêmes un effet nuisible, ils gênent la
digestion, l'interrompent souvent, la prolongent presque toujours. En dehors de ses deux
ou trois repas, et des verres d'eau qu'il doit
boire, le malade doit laisser en repos ses organes digestifs ; c'est le meilleur moyen de
leur rendre des forces et de régulariser leur
action.

Beaucoup de malades font leur premier dé-
jeûner avec du café au lait ou du chocolat. On

a reproché au premier d'amener des flueurs
blanches ; c'est absurde. Si des malades sont
atteintes de cette affection, c'est qu'il y a une
autre cause, une autre maladie ; alors le café,
comme tous les excitants, peut être nuisible,
et il faut cesser son usage ; mais celles qui l'ont
contracté depuis longtemps, et qui souffriraient
de le cesser, ne doivent le faire que si le médecin trouve des contre - indications précises.

Le chocolat est souvent recommandé aux
convalescents : j'en ai vu bien peu en retirer
quelque avantage. Cette substance est une
huile concrète, un corps gras, de digestion
lente et difficile : souvent elle est mêlée à de
la fécule qui la rend plus lourde, plus indigeste.
Si l'on y joint du lait, c'est pire encore. Le
chocolat ne peut convenir qu'à peu de malades ;
il est toujours nuisible aux dyspeptiques et à
ceux qui ont une affection du foie. D'ailleurs
je crois pouvoir n'attribuer qu'à un préjugé la
vertu nutritive qu'on donne au chocolat : il *tient*
longtemps sur l'estomac il est vrai, et l'on
n'éprouve que fort tard après son ingestion le
besoin de manger, mais parce qu'il se digère
lentement et mal. Comme toutes les substances
grasses et huileuses, le chocolat ne donne pas
de véritables principes nutritifs.

Résumons ce long chapitre, auquel nous avons donné tant de développement parce que pour nous, le régime alimentaire est essentiel pour la guérison des maladies, et que de la sévérité ou de la négligence qu'on met à le suivre doit sortir le bon ou le mauvais résultat de la cure thermale.

Mesure extrême dans la quantité d'aliments ; il y a moins d'inconvénients à rester au-dessous qu'à dépasser la quantité que l'estomac peut digérer utilement.

Choix des aliments selon la maladie, la constitution, le tempérament du sujet ; pas de proscriptions inutiles, mais sévérité pour celles qui sont indiquées.

Laisser l'estomac en repos autant que possible, et pour cela, en dehors des deux ou trois repas nécessaires et des eaux minérales prescrites, s'abstenir de tout ce qui, sans ajouter aux chances de guérison, peut avoir des inconvénients, même légers.

§ III. — Sécrétions. — Excrétions.

Nous avons déjà dit que, dans la plupart des maladies chroniques, les fonctions de la peau s'exécutaient à peine. Elle est presque tou-

jours sèche, quelquefois rude et même écailleuse. La transpiration cutanée qui doit
débarrasser le corps de substances qui lui sont
devenues étrangères, et par conséquent nuisibles, ne se fait plus ou se fait mal.

Les bains alcalins corrigent presque toujours cette mauvaise disposition. Sous leur
influence, la peau devient onctueuse, plus
douce et plus souple. La perspiration se rétablit, et le bon état de cette fonction réagit sur
toute l'économie. Mais il est souvent nécessaire d'aller plus loin, et de solliciter une
transpiration plus abondante : la marche,
l'exercice, des frictions sèches ou aromatiques
sont souvent utiles, comme aidant au traitement. Ce ne sont pas des médicaments dits
sudorifiques qu'il faut alors employer ; presque
toujours ils manqueront leur but, et loin de
solliciter des sueurs, ils produiraient une excitation interne qui ajouterait à la maladie.
C'est dans ces cas surtout que nous avions à
regretter l'absence d'étuves sèches ou humides
qui nous donneraient le moyen de modifier
promptement l'état de la peau ; aujourd'hui,
il n'en est plus ainsi.

D'un autre côté, certains malades sont tellement affaiblis, que le moindre exercice amène

une sueur profuse qui abat les forces et enlève toute énergie. Il faut donc consulter l'état du malade ; même dans le cas. où la peau fonctionne mal, il n'est pas toujours possible qu'il se livre à un exercice pour lui trop énervant. Celui-ci doit être pris avec poids et mesure, varié selon la maladie, selon l'effet et la dose d'effet que l'on veut obtenir.

Parmi les sécrétions, l'une des plus importantes est celle de la salive. Combien de maux d'estomac sont dûs à ce que les aliments arrivent dans l'estomac mal pénétrés par ce fluide, soit parce que le mauvais état ou l'absence des dents rendent presque nulle la mastication, soit parce que par l'abus du tabac, on se prive d'une substance indispensable pour une bonne digestion— et encore si cet abus ne nuisait qu'à la digestion ! Malheureusement il agit sur le cerveau, il engourdit l'intelligence, et finit par amener des lésions graves dans tout le système nerveux.

On sait que dans tous les départements il y a des charlatans qui prétendent, par l'inspection seule des urines, reconnaître toutes les maladies et le remède à y appliquer. Jamais, dans une affection quelconque, l'urine ne reste à l'état normal ; la quantité, la couleur, la limpidité, la pesanteur, l'odeur même de ce fluide sont modifiées. La chimie nous donne des moyens certains de reconnaître par l'urine l'existence de telle ou telle maladie, du diabète et de l'albuminurie par exemple. Ce n'est donc pas par le principe que péchent les charlatants ; mais ils manquent de connaissances suffisantes pour appliquer à sa cause véritable les changements qu'ils observent dans les urines ; ils sont encore plus ignorants pour indiquer les moyens curatifs qui conviennent dans des circonstances fort diverses.

Le malade doit donc avoir soin d'inspecter ses urines, et il n'y a pas un médecin prudent qui ne procède à leur examen avec la plus grande attention. Ce n'est pas seulement dans le diabète et dans l'albuminurie que cet examen est nécessaire ; la goutte, la gravelle, les affections biliaires, les douleurs nerveuses, un simple accès de fièvre, se dénotent par un changement, une altération de l'urine. Le médecin doit être prévenu de tout ce que l'on a pu observer.

L'usage des eaux de Vichy amène ordinairement, après très peu de jours, une odeur caractéristique de l'urine, plus ou moins forte, selon les malades. De plus, celle-ci se recouvre

10

d'une couche irisée, comme huileuse, qui inquiète ceux qui n'en connaissent pas la cause : c'est un indice seulement que les sels alcalins ont été absorbés, qu'ils ont passé dans tout le torrent circulatoire, et qu'après avoir produit leur effet, ils sont éliminés parce qu'ils sont devenus inutiles. L'odeur forte et la couche irisée sont donc des signes favorables qui, nous devons le dire, se manifestent surtout chez ceux qui n'abusent pas des eaux minérales. Prises en excès, celles-ci passent immédiatement par les reins, et même alors qu'elles produiraient les deux signes relatés plus haut, elles n'auraient plus les mêmes effets thérapeutiques.

Il y a une autre fonction déplétive qui n'est pas moins importante, c'est la défécation. L'examen des matières fécales n'est pas moins important que celui des urines. Leur consistance, leur couleur, leur odeur, les corps étrangers qu'elles peuvent contenir, donnent des indications précises sur la nature de la maladie et sur le traitement qu'il faut adopter.

Le plus ordinairement, la défécation ne s'exécute pas normalement chez les malades. Les uns seront deux, trois, huit jours et plus sans aller à la selle ; puis survient la diarrhée, qui, à son tour, est remplacée par la constipation. D'autres ont naturellement plusieurs selles par jour ; c'est en quelque sorte un état normal, n'ajoutant rien à la maladie, pouvant même coïncider avec la santé ; d'autres, enfin, ont une diarrhée habituelle, les selles sont glaireuses, ou sanguinolentes, ou lientériques ; elles laissent après l'acte de défécation un sentiment de fatigue, de faiblesse. C'est alors une maladie ou un symptôme de maladie qu'il faut attaquer promptement et par tous les moyens que présente l'art médical.

Contre la constipation opiniâtre, les moyens sont nombreux et divers. Il est peu de malades qui n'aient eu recours aux bonbons de Duvigneau, à la moutarde blanche, à la liqueur de Leroy, aux grains de santé, à toutes ses recettes si variées, mais qui n'agissent que par les purgatifs qu'elles contiennent. Toutes ont un grave inconvénient, c'est d'ajouter sans cesse à la constipation ; il faut donc y revenir de nouveau, augmenter peu à peu les doses à un point tel qu'elles deviennent dangereuses.

La constipation résultant de l'effet même des eaux se guérit presque toujours d'elle-même, sinon elle est facilement vaincue par les lavements, et surtout par les douches ascendantes. Presque toujours, avant la fin de la cure, les selles sont devenues quotidiennes et régulières.

C'est un excellent moyen, trop négligé cependant, de se présenter tous les jours aux lieux, à la même heure, qu'on en éprouve ou non le besoin ; avec de la persévérance, on réussit presque toujours à régulariser cette fonction.

La constipation, symptôme de la maladie ne se guérit pas aussi facilement. S'il est bon de l'attaquer localement, c'est surtout dans le traitement général qu'elle trouve sa guérison. Les moyens doivent donc varier selon la maladie, et c'est ici surtout que les malades doivent se garder d'employer sans conseils des remèdes souvent violents qui peuvent amener des accidents graves et exaspérer l'affection principale.

Il en est de même pour la diarrhée : les moyens de la combattre doivent varier avec les causes qui la produisent. Quant à celle qui est due à l'effet des eaux, il est bien rare qu'elle persiste et qu'elle ne cesse pas d'elle-même. Seulement il faut voir si l'on doit se hâter de l'arrêter quand elle est considérable, soit en suspendant la boisson, soit en diminuant la dose de chaque jour, soit en changeant de source ;

, ou bien s'il n'est pas utile de l'entretenir pendant quelque temps ; rarement il est nécessaire d'interrompre les bains, à moins que par une disposition particulière on ne les soupçonne d'être cause de ces nombreuses évacuations.

Par l'usage des eaux, les règles ou menstrues avancent ordinairement de quelques jours ; le plus souvent aussi elles viennent avec moins de douleurs et sont plus abondantes .

Doit-on suspendre la cure pendant leur apparition ? L'eau en boisson ne peut avoir aucun inconvénient ; elle ne doit donc être supprimée que si, pendant cette époque, il y a des douleurs vives, de l'irritation de l'estomac et quelque autre symptôme nécessitant cette interruption. Quant aux bains , la plupart doivent s'en abstenir. Outre la propreté, qui en recommande la cessation, il y a un motif grave, c'est que les règles pourraient, chez quelques malades, amener un flux trop abondant, une hémorrhagie qu'il faut éviter, surtout chez les personnes faibles et débiles.

Pour les personnes chez lesquelles les règles sont habituellement peu abondantes, il n'y a pas à redouter l'usage des bains ; il peut même y avoir de l'avantage pour celles qui éprouvent un retard ou un flux trop peu abondant ; souvent même il faut y joindre des douches locales et d'autres moyens appropriés.

Dans le cas où l'on croit nécessaire l'interruption des bains, elle ne l'est que pendant très peu de jours, et lorsque le flux est considérable. Dès qu'il est à sa fin, à moins de cas particuliers, on peut reprendre la cure. C'est au médecin de déterminer ce qu'il est prudent de faire dans cette circonstance.

Les dames dont le temps de séjour est calculé feront bien de venir à Vichy vers le milieu d'une époque à une autre. Celle-ci venant alors à moitié du temps de la cure, les quelques jours de repos qu'elle nécessite sont utilement employés pour obtenir la tolérance des eaux et pour laisser calmer la légère excitation qu'elles occasionnent à leur début.

§ IV. — Exercices du corps et de l'esprit.

Un des meilleurs moyens de favoriser l'effet des eaux, c'est l'exercice ; il doit toujours être proportionné aux forces du malade, et approprié au genre de maladie dont il est atteint.

La marche est un des modes d'exercice le

plus recommandés et le plus faciles à employer. Rien de plus salutaire qu'une promenade faite avant ou après le bain, et pendant
qu'on boit ses verres d'eau ; la digestion de
celle-ci en est facilitée. De plus, la marche, en
activant la circulation, amène aux pieds une
chaleur qui souvent fait défaut dans les maladies chroniques ; mais elle a un inconvénient
c'est que les jambes seules sont exercées et que
tout le reste du corps ne participe au mouvement que très-secondairement.

Pour obvier à cet inconvénient, l'inventeur
de la gymnastique de chambre, M. Pichery,
sollicité par plusieurs médecins, vint à Vichy
en 1858 établir ses appareils, et obtint de l'administration fermière un local convenable
dans l'établissement neuf. Tous, nous avons
pu apprécier pendant le cours de la saison
l'utilité de ses appareils, et les avantages précieux qu'on pouvait en retirer. Sous l'habile
direction de M. Pichery, des exercices modérés, bien éloignés de ces tours de force dont on
abuse dans les meilleurs gymnases, même pour
les personnes bien portantes, toujours calculés
sur les forces du malade, et variés sous l'inspi-
ration du médecin qui s'entendait avec le
directeur pour le but à obtenir, distribuaient

la chaleur dans toutes les parties du corps, assouplissaient des articulations engourdies, provoquaient l'action diaphorétique de la peau, et stimulant toutes les fonctions, les modéraient l'une par l'autre, et ramenaient à l'état normal celles qui s'en étaient écartées.

En 1859, M. Pichery ne put, par ordre supérieur, continuer son gymnase dans le local qui lui avait été accordé. Heureusement le terrain ne manque pas à Vichy ; l'administration fermière et l'autorité municipale se sont empressées de lui venir en aide, et nous jouissons de nouveau d'un établissement dont nous ressentions d'autant mieux la privation que nous avions pu apprécier toutes les ressources médicales qu'il nous présentait.

A ceux qui ne trouvent pas assez de charmes dans la promenade à pied, nous conseillons les courses à cheval, à âne, ou en voiture. En effet, la vallée du Sichon ou de l'Ardoisière, celle de Joland ou des Malavaux, la côte Saint-Amand, Saint-Yorre, Hauterive, sont ordinairement les lieux de rendez-vous des cavaliers, quelle que soit leur monture.

Le cheval est sans contredit celle que l'on doit préférer. Ses allures sont douces, agréables, mais il est rare à Vichy ; l'âne au con-

traire y abonde, il est la monture ordinaire des
dames. Au pas, son-allure est fatigante et mono-
tone, détestable au trot, agréable au galop seulement. Mais alors elle offre des dangers ; tous
les ans, il arrive des contusions, des entorses,
d'autres accidents nombreux qui deviennent
quelquefois très graves par le silence pudique
que gardent les victimes.

Les promenades à cheval ou à âne doivent
être défendues aux personnes qui ont des tumeurs dans l'abdomen, une maladie des reins,
de la vessie, de la matrice. Elles favorisent
quelquefois l'expulsion des calculs rénaux ou
biliaires, mais c'est au prix de vives souffrances.
Ils seront donc imprudents ceux qui se livre-
ront à cet exercice sans s'être éclairés d'abord
sur les inconvénients ou sur les avantages
qu'ils peuvent en retirer.

Tous les jours, une masse considérable de
malades partent dans des calèches assez douces
généralement. Ils vont sur la route de Nîmes
si belle et si-variée, aux châteaux de Bourbon-
Busset, de Randan, et même jusqu'à la ville
si pittoresque de Thiers. Ces promenades fort
agréables, et moins fatigantes que celles à
cheval ou à âne, sont plus convenables pour la
plupart de nos malades. Elles s'accompagnent

presque toujours d'une course à pied prolongée selon les forces du malade. Nous ne saurions trop les recommander, mais nous engageons à faire prix avec le cocher, avant le départ. Malgré la surveillance de l'autorité locale, des difficultés nombreuses naissent souvent de cet oubli : les automédons de tous les pays se ressemblent, ils regardent les voyageurs comme une proie qui leur est dévolue.

Il y a encore un exercice plus *actif*, plus violent que ceux énumérés plus haut, et qu'on peut à bon droit s'étonner de voir établi dans une ville de malades, c'est le bal! Une fois par semaine on danse dans les salons de l'établissement. Ces bals sont brillants par l'éclat des lumières et des toilettes et par l'entrain des danseuses. Si parmi elles ne se trouvaient que les personnes bien portantes qui viennent aux eaux pour obéir à la mode, ou pour accompagner un malade, il n'y aurait rien à dire : mais quand on vient pour se traiter, croire qu'on retirera quelque profit d'une cure faite même consciencieusement, en allant danser par une température énervante de 40 degrés au moins ; croire qu'on pourra sans inconvénient, sortir de cette étuve, le soir, à pied, quelque courte que soit la distance pour se

rendre à son hôtel, prendre sur son sommeil,
et surtout exciter encore un système nerveux
presque toujours trop irritable, en vérité ce
n'est pas faire acte de raison. Heureusement,
il y a quelque tendance à négliger le bal, et à
le remplacer par d'excellents concerts. Même
le soir où l'on danse, on a pu remarquer depuis
deux ans moins d'entrain et d'empressement :
cela tient évidemment à ce que, chaque année,
les eaux de Vichy, mieux appréciées, sont vi-
sitées par un grand nombre de personnes réellement malades.

Encore si l'on se contentait des bals de l'établissement ! mais ne s'est-on pas avisé de s'in-
viter d'hôtel à hôtel à des fêtes, qui, pour être
moins nombreuses, ne sont pas moins fatigantes par l'excès de la température, et qui
se prolongent beaucoup plus tard, au grand
désespoir des malades couchés au-dessus de ces
salons bruyants, pendant qu'ils gémissent sous
les étreintes d'un accès de goutte ou de co-
lique hépatique. Ici ce n'est plus seulement de
la déraison, c'est de la barbarie. Hâtons-nous
de dire que ces soirées dansantes d'hôtel deviennent moins fréquentes, ce qui nous fait
espérer que le bon sens et la généreuse pitié des
gens qui se portent bien y mettront un terme.

N'y a-t-il pas d'ailleurs les soirées de physique,
les matinées ou soirées de chant, même les
danses au piano, toutes finissant du moins de
bonne heure ?

M. Accursi vous offre de plus, comme compensation, ses excellents concerts. Tous les soirs
où l'on ne danse pas on donne au Casino la musique la plus suave, et des chanteurs et canta-
trices déjà célèbres ou que vous pouvez ap-
plaudir en quelque sorte à leurs débuts. Le
nombre est grand de ces artistes que l'on retrouve aujourd'hui sur les premiers théâtres,
fêtés par le public et dont le succès a été
préparé par les chauds applaudissements que
vous leur avez prodigués.

Dans la jolie salle de spectacle du Casino,
on joue de charmantes comédies, des vaude-
villes pleins de gaité, qui reposent l'esprit, qui
vous font sourire. J'engage cependant les
mères prudentes à prendre des renseignements
exacts, avant d'y conduire leurs filles ; le public de Vichy n'a pas toujours un goût très-ra-
finé, et il aime les mets assaisonnés au gros
sel.

Ce ne sont pas les seules distractions que l'on
trouve au Casino. Il y a des salles destinées aux
jeux, au billard, à la musique, à la conver-

sation. On y trouve une foule de journaux et de brochures intéressantes. Enfin il est facile d'y passer très agréablement plusieurs heures de la journée.

A la plupart de mes malades j'ai l'habitude d'imposer, vers le milieu de la cure, une interruption de quelques jours. Je les engage alors, si leur santé le leur permet, à visiter Clermont, la vallée de Royat, le Puy-de-Dôme, et à pousser même jusqu'au Mont-Dore. Ils se trouvent bien de cette excursion *alpestre*, si je puis me servir de cette expression. Ils reviennent dispos presque toujours, fatigués quelquefois, mais d'une fatigue qui se dissipe vite ; ils reprennent leur cure avec plus d'entrain, et l'impression qu'ils ont reçue à la vue de cette nature pittoresque et grandiose produit généralement d'excellents effets et hâte la guérison.

Ceux à qui la faiblesse ou leur goût fait préférer des distractions plus calmes, plus sédentaires, les trouvent dans les jeux divers, le billard, les échecs, les dames, le whist, le piquet…. Je ne dis rien de la pêche, si chère à un grand nombre de baigneurs. La prise d'un goujon les rend heureux : ils sont triomphants s'ils enlèvent à la pointe de l'hameçon un plat de friture ; enfin ils s'amusent, et il est permis à chacun de prendre son plaisir où il le trouve.

Un mot à ceux qui, mal portants, viennent à Vichy pour se soigner, et qui croient pouvoir ajouter à la cure thermale des plaisirs *moins sûrs* et peu avouables. Je leur dirai franchement que ce qu'ils ont de mieux à faire, c'est de retourner au plus tôt chez eux : non-seulement ils ne guériront pas chez nous, s'ils ne peuvent imposer silence à leurs passions, mais ils s'exposent à repartir plus malades. A bon entendeur, salut.

On lit beaucoup à Vichy ; la journée est longue, on ne peut toujours se promener et causer. La lecture est donc une distraction indispensable ; mais il faut savoir faire un choix. Je vois des malades qui dévorent, c'est le mot, des romans du matin au soir. Si leur imagination conserve encore de l'activité, c'est la plus malsaine de toutes les lectures. Malgré la prétention des romans du jour de ne peindre que les passions du cœur, ils agissent peu sur lui, mais beaucoup sur le cerveau. Les malades n'ont pas besoin seulement de reprendre les forces du corps, mais aussi celles de l'âme. Je les engage donc à se nourrir surtout de notre bonne littérature, si saine pour l'esprit et l'intelligence. Qu'on y joigne les livres demi sérieux, les revues, les mémoires. les récits de voyages, les livres d'histoire; puis notre littérature légère, si éminemment française et, si l'on veut, quelques romans peignant des événements possibles, des sentiments vrais, des situations qui reposent l'imagination au lieu de l'exalter : n'est-ce pas assez pour se procurer toutes les distractions dont on a besoin? Les passions tumultueuses, désordonnées, entrent pour une grande part dans les causes des maladies que nous traitons à Vichy : mais si les Spartiates prévenaient le vice de l'ivrognerie chez leurs enfants, en leur montrant des ilotes en état d'ivresse, ce n'est pas en mettant sous les yeux le tableau des vices effrenés qu'on empêchera leur débordement. L'axiome fameux des homœopathes ; *Similia similibus curantur*, ne leur est pas applicable, bien au contraire.

§ 5. — Veille. — Sommeil.

Tout ce qui a vie est soumis à l'alternative de la veille et du sommeil : c'est une loi de la nature, et ce n'est pas impunément qu'on la viole. Comme la plupart des animaux et des plantes, c'est au moment où le soleil disparaît de notre horizon que l'homme éprouve le besoin de repos ; aussi faire du jour la nuit et de la nuit le jour est une des causes les plus fréquentes de maladies, de celles dont la guérison devient presque impossible, parce que les organes sont fatigués, épuisés, parce que le système nerveux affaibli devient d'une irritabilité que rien ne peut calmer. Tout le monde sait cela, les médecins le répètent tant et si souvent ! Cependant nous voyons maintenant les réunions du soir commencer à l'heure où il serait bon de se coucher, et une dame du monde se croirait déshonorée si elle rentrait chez elle avant quatre heures du matin, et si elle se levait avant onze ou douze heures.

A Vichy, ce régime de vie destructeur de la santé est forcément changé. Il faut se lever de bonne heure pour prendre son bain ou ses eaux. Les promenades multipliées et le peu d'habitude que l'on a de quitter le lit de grand matin font que, le soir, on éprouve le besoin du repos. A dix heures presque tout le monde est couché ; c'est sain et hygiénique. Il n'y a de bon sommeil, de sommeil réparateur, que celui pris à l'heure où la nature en a fait une loi générale. On est tout étonné, après quelques jours de ce genre de vie, d'abord pénible, de se lever avec plaisir, de se trouver plus dispos, plus robuste ; de sentir l'aiguillon pressant de la faim, et, ce qui est important, de pouvoir s'y livrer sans éprouver cette gêne, cette pesanteur qui vous faisaient, quelques jours plus tôt, hésiter à donner à l'estomac des aliments dont il se souciait peu et dont la digestion était toujours fort pénible.

Quelques personnes, au milieu du jour, ont l'habitude de prendre une heure ou deux de sommeil. Dans les pays méridionaux, c'est une coutume presque commandée par l'élévation de la température, et il y aurait peut-être inconvénient à ne pas continuer de s'y soumettre. Mais à ceux qui n'ont pas contracté cette habitude, je conseille de ne pas s'y abandonner. Ce sommeil du jour rend le sang épais et lourd, il engourdit pour toute la journée, et il empêche le bon, le vrai sommeil, celui de la nuit, qui alors est interrompu, agité, peu réparateur des forces.

En se couchant à dix heures du soir et en se levant à six ou sept heures du matin, on a donné au repos tout le temps nécessaire : plus

11

long, le sommeil n'est plus utile, il peut même
être nuisible.

A Vichy, comme dans presque tous les hôtels d'ailleurs, les lits ne pèchent pas par
excès de mollesse : il est juste de dire que
sous ce rapport, on entend aujourd'hui beaucoup moins de plaintes ; d'ailleurs, un coucher
quelque peu dur est préférable pour la santé ;
il est même nécessaire dans certaines maladies ; et s'y accoutumer par l'usage habituel
ne peut être qu'une coutume bonne et favorable pour éviter un grand nombre d'affections.

CHAPITRE IV

MALADIES TRAITÉES A VICHY

Nous avons dit ailleurs que les listes des maladies traitées aux différentes sources minérales se ressemblaient presque toutes, et qu'il fallait en tirer la conséquence, non pas que peu importait la source vers laquelle se dirigeait le malade, mais qu'il fallait bien distinguer celle qui pouvait lui convenir selon sa constitution, son tempérament, la cause et les circonstances dans lesquelles s'était développée l'affection qu'on veut guérir.

En donnant ici l'énumération des maladies traitées ordinairement à Vichy, nous n'avons

donc pas l'intention de dire que tous ceux qui
sont atteints de ces affections seront guéris ou
même soulagés par l'emploi de ces eaux ; nous
n'avons pas plus la prétention de mettre les
malades à même de distinguer les cas dans
lesquels elles devront être favorables. Nous
voulons leur montrer au contraire combien il
est important et en même temps difficile de
distinguer ces cas. Et s'il faut au médecin une
attention soutenue, une longue expérience
pour préciser les indications et ne pas aggraver la position du malade par une erreur de
diagnostic, il est évident que celui-ci ne pourra
faire par lui-même le choix de la source qui
lui convient, et qu'il lui importe de s'adresser
à un médecin instruit et habile, ayant des eaux
minérales une expérience toute spéciale.

§ Iᵉʳ. — **Maladies de l'estomac et des intestins.**

Un grand nombre de malades viennent à
Vichy pour des gastrites ou entérites chroniques (inflammation chronique de l'estomac
ou des intestins), pour des dyspepsies (difficulté de digérer), ou pour des gastralgies ou

entéralgies (affection nerveuse de ces organes). Beaucoup y trouvent la guérison; mais d'autres arrivent à la fin de la saison sans avoir éprouvé de soulagement; quelquefois même ils repartent plus malades qu'à leur arrivée.

Lorsqu'il y a inflammation ou seulement irritation de l'estomac ou des intestins, il faut distinguer le moment précis où les eaux seront avantageuses. Si les symptômes d'acuité sont encore trop vifs ou trop récemment calmés, elles seront nuisibles. Mais ce moment n'est pas toujours facile à déterminer; souvent on ne peut l'apprécier que par l'effet de la cure. On comprend dès-lors avec quelle réserve il faut procéder, et combien il est nécessaire d'en suivre les effets jour par jour pour s'arrêter à temps en cas de dommage.

Par suite de l'irritation de l'estomac ou du tube intestinal, il arrive souvent que la circulation capillaire entravée donne lieu, dans l'épaisseur des parois, au dépôt des substances hétérogènes dont l'absorption, d'abord difficile, finit par devenir impossible. Tant que ces substances ne sont pas trop considérables ou qu'elles n'éprouvent pas un mouvement de décomposition, elles peuvent, soit par l'action des eaux sur les parois de l'estomac et en ra-

nimant leur vitalité, soit par une action purement chimique; être diluées, décomposées,
réabsorbées ; alors les membranes, revenues
à leur état normal, reprennent toutes leurs
facultés, et les engorgements, les indurations,
les obstructions, comme on dit, disparaissent.

Mais si le dépôt, trop considérable, s'est
interposé entre les fibres des tissus de manière
à empêcher leur action absorbante ; si, dans
cette espèce de tissu nouveau ne participant
pas à la vie physiologique, il s'opère un mouvement de dégénérescence, de décomposition,
l'état normal ne peut se rétablir ; il y a squirrhe
et bientôt cancer. Loin d'être utiles, dans ce
cas, les eaux ne peuvent qu'accélérer le travail destructeur, et la maladie fait en peu de
temps des progrès considérables. C'est un des
cas les plus difficiles pour le médecin, de déterminer si le bien est encore possible : s'il
croit pouvoir essayer de la cure thermale, il y
apporte la plus grande réserve, et trop souvent
après seulement quelques jours de traitement,
il doit s'arrêter et renvoyer le malade.

Séparer ce qui tient à une irritation chronique de l'estomac ou des intestins de ce qui
est dû à une affection purement nerveuse (gastralgie, entéralgie) n'est pas non plus toujours

sans difficulté. Si, comme il arrive souvent, ces douleurs nerveuses sont intermittentes, discontinues, tantôt permettant à la digestion de se faire, tantôt l'interrompant tout à fait et amenant le vomissement des aliments ingérés, il est encore aisé de reconnaître l'affection que l'on doit combattre; mais si les douleurs sont incessantes, et si par leur vivacité elles produisent un mouvement fébrile, il faut une attention toute particulière avant de prendre une décision.

Dans les affections nerveuses, les eaux en boisson doivent être prises avec une modération extrême. C'est surtout par les bains et par les douches qu'il faut agir, et ne pas oublier que très-souvent ces névralgies ne sont que le symptôme d'une autre affection ou d'un état général dont il faut s'occuper spécialement.

Il en est de même des dyspepsies (difficulté de digérer). Les unes n'attaquent que l'estomac, et la première digestion est lente, douloureuse, quelquefois impossible. Dans les autres, la digestion stomacale s'opère bien; mais dès que les aliments arrivent dans l'intestin, il y a pesanteur, gêne, flatuosités, douleurs, avec constipation ou diarrhée, selon la différence des tempéraments.

La dyspepsie a été, elle est encore le sujet de vifs débats. Tandis que des médecins la regardent comme une maladie essentielle, existant par elle-même, ayant ses caractères propres et son traitement spécial, il en est d'autres qui soutiennent qu'elle n'existe pas en tant que maladie distincte, qu'elle est toujours le symptôme d'une autre affection, et que c'est à celle-ci que doit s'adresser le traitement.

Nier l'existence de la dyspepsie comme maladie distincte n'est pas possible au médecin ayant pratiqué pendant quelque temps à Vichy, où l'on a souvent l'occasion de la voir ; mais il faut convenir que plus souvent encore elle est symptômatique. Il faut alors, pour découvrir le siége réel du mal, étudier avec soin toutes les circonstances antérieures, analyser tous les troubles qui se manifestent, si légers qu'ils soient, voir s'il n'y a pas dans la constitution du sujet quelque principe diathésique. Un organe peut être malade sans qu'il apparaisse des symptômes propres à révéler sa souffrance, et cependant elle éveillera au loin, et surtout sur les voies digestives, des sympathies très-vives qui parlent plus haut que l'organe malade, et tromperont sur la cause réelle des troubles que l'on observe. Combien de fois n'arrive-t-il pas que la dyspepsie est due à un principe goutteux qui ne s'est pas encore manifesté au dehors, ou bien à une lésion de l'utérus que rien encore ne dénote?

Essayons de nous faire mieux comprendre. Voici un enfant qui a des vomissements et des convulsions : tantôt c'est l'inflammation de l'estomac qui réagit sur le cerveau, tantôt c'est l'irritation du cerveau qui cause les vomissements ; d'autres fois, vomissements et convulsions sont dus à des vers intestinaux dont rien n'a annoncé la présence. Est-ce que le traitement peut être le même dans ces trois circonstances? Si le médecin, par une observation rigoureuse, par une sagacité en quelque sorte divinatrice, ne sait pas trouver la vraie cause du mal, ne court-il pas le risque d'appliquer un traitement inutile et peut-être mortel? Il en est ainsi dans beaucoup de maladies, et surtout dans les dyspepsies, si variables dans leurs causes, dans leurs symptômes, dans le traitement qu'elles exigent.

Des personnes qui n'éprouvent aucun malaise pendant la digestion, ni douleurs ni flatuosités, sont sujettes à des diarrhées fréquentes, tantôt séreuses, tantôt ressemblant à des glaires.

Souvent ces diarrhées, qui peuvent alterner
avec une constipation opiniâtre, sont la suite
de dyssenteries contractées dans les pays
chauds, en Algérie par exemple, ou dans nos
établissements du Sénégal. Les eaux de Vichy
modifient ordinairement d'une manière heureuse ces troubles intestinaux ; c'est surtout
aux douches ascendantes rectales qu'on doit
alors sa guérison.

§ II. — Maladies du foie.

Les maladies du foie ne sont pas moins
nombreuses à Vichy que celles de l'estomac
et des intestins.

A la suite d'une inflammation aiguë du foie
(hépatite aiguë), cet organe reste souvent gros,
saillant, douloureux. L'inflammation a passé à
l'état chronique. Proscrites avec raison tant
qu'il reste des signes d'acuité, les eaux sont
employées avec avantage dans l'état chronique, seulement il faut bien choisir le moment
de s'en servir, soit en boisson, soit en bains ou
en douches, si l'on ne veut pas rappeler l'état
aigu. Une source trop active, un bain trop

chaud, une douche mal appliquée suffisent pour ramener une vive inflammation.

Sans avoir passé par l'état aigu, il peut se développer une inflammation chronique du foie, avec tumeur plus ou moins saillante et douleur plus ou moins vive. Ici commencent les difficultés. Si l'inflammation chronique peut amener la tumeur, celle-ci à son tour a pu produire l'inflammation. La présence d'hydatides (vers vésiculaires se formant dans le foie), de tubercules, d'une tumeur fibreuse ou cancéreuse, peut donner lieu à tous les symptômes d'une inflammation chronique. Or, dans tous ces cas, l'usage de l'eau est inutile et le plus souvent nuisible.

En dehors de ces cas, la tumeur est due, tantôt à une accumulation de sang (congestion), tantôt d'une matière hétérogène (engorgement, obstruction). Dans ces deux affections différentes par leur nature, le traitement ne saurait être le même ; les eaux minérales seront utiles, mais le mode d'application est différent.

Si la matière déposée dans le foie peut encore être résorbée, la cure thermale est indiquée ; elle ne l'est plus si la tumeur est squirrheuse et prête à passer à l'état cancéreux.

Dans beaucoup de ces cas, ce n'est qu'en agissant avec réserve qu'on peut tenter une guérison douteuse, et il faut cesser la cure si les symptômes qui se déclarent prouvent qu'il est trop tard.

J'ai vu, sous l'influence des eaux, un abcès se développer dans le foie, percer, soit à l'extérieur, soit dans les intestins, et être suivi d'une guérison dont le bénéfice est dû tout entier à la nature et non à la médecine.

Le séjour prolongé dans les pays chauds et humides occasionne des engorgements du foie qui se dissipent assez rapidement par l'usage des eaux ; il en est de même des engorgements, suite de fièvres intermittentes.

Presque toujours l'ictère (jaunisse) accompagne les maladies du foie. La peau devient sèche, jaune, quelquefois d'un vert plus ou moins foncé. Mais de même qu'il y a des affections du foie quelquefois très-graves, sans ictère ; de même aussi il y a des ictères qui ne prouvent pas que le tissu du foie soit malade. Un trouble purement fonctionnel peut amener la jaunisse, comme on le voit à la suite d'une émotion vive, de la peur, d'un accès de colère; puis un calcul logé dans la vésicule biliaire peut vouloir s'échapper, boucher le canal qui

conduit la bile dans l'intestin, et produire la
jaunisse sans que le tissu du foie soit altéré.

L'hydropisie, l'anasarque qui accompagnent
les maladies du foie, exigent souvent qu'on
s'abstienne des eaux, mais elles ne sont pas
toujours un obstacle.

Si l'anasarque est la conséquence de la dégénérescence du foie, de l'anémie du sujet, il
faut s'abstenir ; mais si elle a pour cause la
compression des gros vaisseaux sanguins contenus dans l'abdomen, par suite du gonflement
du foie, non encore altéré dans son tissu, la
cure thermale la dissipera en ramenant le foie
à son volume normal.

On voit souvent des tumeurs énormes du
foie, avec ictère intense et hydropisie, se modifier rapidement et se dissiper comme par en-
chantement. Cela s'explique parce que les
eaux en boisson vont presque immédiatement
agir sur cet organe. Par contre, il y a des tumeurs du foie, peu apparentes au dehors, qui
n'en sont pas moins très-graves, et qui peuvent se terminer d'une manière fatale. Quelquefois les tumeurs du foie se lient à une
maladie de cœur, qui vient compliquer le traitement.

Je dois faire observer que le plus souvent

on attend bien tard pour se soumettre à la cure thermale : nous voyons des malades dont l'engorgement date de dix-huit mois à quatre ans et plus. C'est diminuer les chances de guérison, en donnant le temps aux substances hétérogènes déposées dans le tissu du foie de s'incorporer avec lui de manière à ne pouvoir plus être résorbées. Le plus sage est de venir aussitôt que l'inflammation est complètement arrêtée, si elle était aiguë ; et si elle est chronique, dès qu'on voit qu'une tumeur s'est développée.

Les calculs biliaires sont de petits corps durs, plus ou moins volumineux, se développant dans le foie ou dans la vésicule biliaire ; et dont la présence seule donne lieu souvent à des douleurs vives appelées coliques hépatiques. Ces coliques deviennent atroces quand les calculs se détachent et tendent à s'échapper par les intestins. On se rendra facilement compte de l'intensité de ces douleurs, quand on saura qu'avant de tomber dans l'intestin, ces calculs, quelquefois gros de 2 centimètres, sont obligés de cheminer à grand'peine à travers un canal étroit, gros à peu près comme un tuyau de plume.

De tout temps, les eaux de Vichy ont été

souveraines pour guérir cette affection calcu-
leuse, non pas en dissolvant ces petites pierres,
ce qu'elles ne sauraient faire, mais en modifiant l'action vitale du foie, en amenant probablement des contractions fibrillaires qui détachent les calculs et les dirigent vers le canal
qui doit les porter au dehors.

Il est bien rare que les personnes atteintes
de cette maladie ne subissent pas, au bout de
quelques jours de traitement, un accès de ces
coliques violentes. On les voit se désespérer,
regretter d'être venues, et menacer de partir
aussitôt que la crise aura cessé. Elles auraient
tort de s'abandonner à ce découragement. Ces
coliques sont la meilleure preuve du bon résultat de la cure : elles ne peuvent guérir que
par l'expulsion des calculs qui les engendrent,
il faut donc se résigner à un mal violent, il
est vrai, mais nécessaire.

Cependant toutes les coliques hépatiques ne
sont pas dues à des calculs ; une affection nerveuse du foie (hépatalgie) suffit pour les faire
naître. C'est au médecin à bien reconnaître la
nature de l'affection, et s'il croit avoir à faire
à une hépatalgie, à modifier le traitement ainsi
qu'il est nécessaire, et en s'assurant si cette
névralgie n'a pas pour cause quelque autre affection plus ou moins apparente.

La présence des calculs biliaires dans les matières fécales est sans nul doute l'indice le plus sûr de la nature de l'affection. Mais beaucoup de malades négligent de faire cette recherche peu agréable, nécessaire cependant pour lever toute incertitude. C'est surtout à la suite d'une crise cessant brusquement qu'on pourra retrouver ces calculs, s'ils existent ; quelquefois, au lieu de pierres plus ou moins grosses, on rend des masses de granules variant de la grosseur d'un grain de chènevis à un petit grain de millet : j'en ai vu rendre par centaines de mille.

§ III. — Maladies de la rate.

Auprès des maladies du foie, viennent se ranger celles de la rate qui les accompagnent souvent, en reconnaissant beaucoup des mêmes causes. L'inflammation aiguë ou chronique, les fièvres intermittentes prolongées, surtout celles qui sont dues aux miasmes paludéens, à l'habitat des pays chauds, amènent tantôt des congestions, tantôt des gonflements, des engorgements, pouvant passer à l'état squirrheux ou cancéreux. Quelquefois la santé générale paraît se maintenir malgré ces affections ; mais le plus souvent elles s'accompagnent d'anémie, d'hydropisie, d'un état cachectique particulier, d'autant plus grave qu'on a laissé la maladie s'invétérer.

Comme pour le foie, s'il y a des symptômes d'acuité, s'il y a squirrhe ou cancer reconnu, il faut s'abstenir ; agir avec prudence et re-serve, si l'on a quelque doute et si l'on peut espérer encore dissoudre ces tumeurs.

Dans le cas d'hydropisie, d'anémie, de ca-chexie, il est évident qu'on ne peut tenter l'emploi des eaux qu'après avoir relevé les forces, amélioré la constitution générale, si toutefois il n'est pas déjà trop tard.

§ IV. — **Hémorrhoïdes.**

Les hémorrhoïdes se lient souvent aux affec-tions de l'estomac et du foie ; elles n'ont sou-vent d'autres causes que les troubles qui ré-sultent du mauvais état des voies digestives. Un sang trop épais et qui circule mal amène une pléthore locale, dont quelques médecins ont fait un tempérament particulier qu'ils ont appelé tempérament abdominal ou hémorrhoï-

daire. On rencontre le plus souvent les hémorrhoïdes chez ceux qui exercent trop les organes
digestifs ou qui digèrent mal, et qui, par des
habitudes sédentaires, n'impriment pas à la
circulation l'activité qu'elle doit avoir.

En corrigeant le mauvais état du tube digestif, en lui faisant fournir au sang des éléments
mieux élaborés, en rendant celui-ci moins
épais, plus fluide, les eaux de Vichy font disparaître les hémorrhoïdes et débarrassent les
malades d'une affection pénible, douloureuse,
et qui, parvenue à un certain degré, offre des
dangers.

Doit-on chercher à guérir toutes les hémorrhoïdes, ou bien faut-il les considérer comme
un bénéfice de nature, comme une sorte de
préservatif contre d'autres affections ? Grave
question que l'on a aussi posée pour la goutte,
pour les dartres, pour d'autres maladies, et à
laquelle on ne pourrait répondre qu'avec de
longs commentaires. On peut dire toutefois
qu'il n'y a rien d'absolu en médecine ; qu'il
peut y avoir des cas où il est dangereux de
supprimer une affection à laquelle l'économie
semble habituée, mais que ces cas sont très-
rares, et que presque toujours, avec des soins
et des précautions, il est possible de se débar-

rasser d'une maladie, même invétérée, sans
en éprouver le moindre inconvénient.

§ V. — Maladies des voies urinaires.

J'ai dit que pour les maladies du tube digestif ou du foie, il fallait bien se garder d'avoir
recours aux eaux minérales trop tôt après une
affection aiguë ; je dois dire aussi qu'il est important de ne pas attendre trop tard, car le
mal peut avoir fait des progrès tels que toute
guérison devienne impossible. C'est surtout dans
les affections des voies urinaires qu'il ne faut
pas perdre un temps précieux. Une inflammation
chronique des reins (néphrite chronique) amène
assez rapidement l'altération du tissu de l'organe ; la gravelle qui n'est pas soignée engen-
dre des calculs dont on ne peut se débarrasser
que par une opération. Mais la marche de ces
affections est moins insidieuse, la distinction
des cas est plus facile et les erreurs sont moins
fréquentes.

Les douleurs et le malaise dus à une néphrite
chronique, l'aspect de l'urine, sont assez carac-
térisés pour que le malade ne néglige pas les
symptômes qu'il éprouve.

On ne peut pas confondre la néphralgie (affection nerveuse des reins) avec les coliques dues à la gravelle. Dans celle-ci, la couleur, la densité de l'urine, le dépôt qu'elle forme, ne laissent aucune place au doute ; mais il faut que le malade n'oublie pas d'y porter son attention. Si, dans le rein, se trouvent des graviers ou un calcul assez gros pour ne pas s'échapper facilement, on pourrait se tromper et croire à des douleurs purement nerveuses ; mais il est très-rare que la formation de ces graviers n'ait pas été précédée de l'émission plusieurs fois répétée d'un sable rouge, impalpable, ou présentant des petits cristaux d'acide urique ; c'est donc par la faute du malade qu'il pourrait y avoir hésitation dans le diagnostic.

Lorsqu'au lieu de sable rouge, il y a formation de graviers, le malade est presque toujours prévenu quand ils s'échappent du rein, par la douleur plus vive et par la gêne qu'ils occasionnent. Quand le gravier n'est pas trop volumineux, il chemine peu à peu dans le petit canal qui conduit l'urine du rein dans la vessie (uretère), et tombe enfin dans celle-ci ; alors les douleurs cessent tout à coup et le malade éprouve un calme qu'il n'avait pas ressenti depuis longtemps. Si ces graviers ne peuvent

franchir l'uretère, ils s'accumulent, se sou-
dent les uns aux autres, et constituent une
maladie très-grave.

Les petits graviers tombés dans la vessie
s'en échappent le plus souvent au moyen du
canal de l'urèthre, et sont portés au-dehors.
Leur passage est signalé presque toujours par
des douleurs très-vives dans ce canal, et après
leur sortie ces douleurs peuvent persister pendant quelque temps. Mais quoi qu'il en soit,
c'est toujours un bon résultat que leur expulsion, car s'ils restent dans la vessie, ils s'ag-
glutinent les uns aux autres, forment une petite pierre qui grossit peu à peu : c'est alors
un véritable calcul dont on ne peut se débarrasser que par l'opération de la lithotripsie ou
de la taille.

Si le malade n'a jamais rendu de sable ou
de graviers ; si avant d'éprouver de vives douleurs dans la vessie, il n'en a pas ressenti dans
les reins et les uretères, il est quelquefois très
difficile de décider si l'on a affaire à un calcul
vésical ou à une affection nerveuse de la vessie : le sondage peut seul éclairer le diagnostic, et l'on doit le pratiquer avant d'envoyer
le malade à Vichy.

Si, par un sondage explorateur, on reconnaît l'existence d'une pierre, il faut se faire opérer, et ne venir aux eaux qu'après un certain temps, lorsque l'irritation, suite de l'opération, est tout à fait calmée. On a cru pour un temps que l'action des eaux suffisait pour dissoudre une pierre assez volumineuse et pour éviter l'opération; c'était une erreur.

Dans la simple gravelle, presque toujours, pendant les premiers jours de la cure thermale, le malade en expulse une quantité plus considérable; puis, quand le rein est débarrassé de ces substances étrangères, les eaux agissent sur le sang, modifient sa composition, s'opposent à la formation d'acide urique : il y a donc là une action purement vitale et non une simple dissolution chimique des principes de la gravelle dans le rein.

L'erreur était plus grande encore quand on supposait que l'eau alcaline pouvait dissoudre les calculs contenus dans la vessie, et trop gros pour être expulsés par le canal de l'urèthre. On a prétendu que, sans dissoudre la pierre, les eaux s'attaquaient au mucus qui agglutine les diverses couches de la pierre, et en les désagrégeant, leur permettait de se diviser en petits graviers dont l'expulsion était alors possible. Le fait de la désagrégation peut

avoir lieu quelquefois ; mais à coup sûr, l'action des eaux alcalines n'y est pour rien, et
j'engage les malades calculeux à ne pas perdre
de temps pour se faire opérer : s'ils tardent,
le calcul grossira infailliblement. les parois
de la vessie s'altèreront, un catarrhe vésical
se développera, et la vie pourra être compro-
mise.

Si l'existence de la pierre n'est reconnue
qu'à Vichy, faudra-t-il s'y faire opérer? Je
réponds nettement non, à moins qu'il n'y ait
danger à retarder l'opération, ce qui est très-
rare.

Un simple sondage est souvent suivi d'accès
de fièvres très-graves. La lithotripsie, si habi-
lement qu'elle soit faite, si heureuses qu'en
soient le plus souvent les suites, peut ne pas
toujours présenter des chances aussi favorables, surtout si la température est élevée. Le
malade est loin de chez lui, presque toujours
seul, dans de mauvaises conditions physiques
et morales pour se soumettre à cette opération; je lui conseillerai donc de retourner chez
lui ou près d'un opérateur habile. Grâce aux
progrès de la science, les lithotriteurs ne manquent ni à Paris, ni dans nos grandes villes.
D'ailleurs, il est bien rare qu'on puisse boire

utilement les eaux de Vichy aussitôt après une opération, surtout s'il y a eu une inflammation de la vessie ; il vaut donc mieux, sous tous les rapports, ajourner la cure thermale à l'année suivante, si entre elle et l'opération on ne peut mettre deux mois d'intervalle.

La formation de sable ou de graviers est-elle due à une maladie propre aux reins, ou à une disposition générale de l'organisme, qui fait que le sang se charge en trop grande abondance d'acide urique, base presque unique de ces corps étrangers? Je suis porté à admettre de préférence cette dernière explication. Souvent la gravelle se lie à une disposition goutteuse, à tel point que beaucoup de médecins les regardent comme ayant une seule cause, la surabondance de l'acide urique. Ce n'est pas ici le lieu de discuter si cet acide est cause ou effet; mais s'il est vrai que la gravelle et la goutte existent souvent ensemble ou se succèdent; s'il est vrai que des parents goutteux pourront avoir des enfants ayant la gravelle, et réciproquement; il n'est pas moins vrai qu'il y a des malades ayant la gravelle qui n'ont jamais la goutte, et des goutteux n'ayant jamais la gravelle.

Il faut donc admettre une disposition par-

ticulière à contracter l'une ou l'autre de ces
maladies.

D'ailleurs, il n'y a pas que la gravelle urique, il y en a de différentes natures ; c'est
donc plutôt dans le sang, dans l'état général
de l'économie, qu'il faut chercher la cause de la
maladie : aussi est-ce surtout, outre l'emploi des
eaux minérales, à un traitement général qu'il
faut avoir recours pour guérir cette maladie,
traitement dont les bases sont puisées moins
dans les médicaments que dans des prescriptions hygiéniques.

Le catarrhe de vessie peut être dû à une inflammation de la membrane muqueuse de la
vessie ; dès qu'il passe à l'état chronique, les
eaux de Vichy sont spécialement recommandées. Si le catarrhe a pour cause la présence
de graviers ou de calculs qui irritent la membrane, il faut s'en débarrasser, soit par l'o-
pération d'abord, si le volume est trop gros
pour espérer l'expulsion naturelle, soit par
l'emploi des eaux quand l'opération n'est pas
nécessaire. Celle-ci, dès que l'irritation est
calmée, est toujours avantageusement suivie
d'une cure thermale qui, tout en s'opposant à
la formation de nouveaux graviers, rend à la
membrane muqueuse ses propriétés normales,

Le catarrhe de la vessie peut aussi avoir pour cause des rétrécissements du canal de l'urèthre, qui gênent la miction, forcent une partie de l'urine à séjourner trop longtemps dans la vessie, où elle s'altère, fermente et irrite les parois de l'organe. Quand les rétrécissements sont tels qu'on puisse les vaincre par la dilatation seule, on peut subir les deux traitements en même temps; mais s'il y a lieu à opération, j'engage encore à y avoir recours d'abord et à venir après suivre le traitement thermal.

§ VI. — Maladies des organes génitaux.

A. Les organes génitaux de l'homme sont exposés à un grand nombre d'affections dont plusieurs sont traitées utilement par les eaux de Vichy. L'inflammation chronique de la membrane muqueuse de l'urèthre, les blennorrhagies anciennes, les pertes séminales dues souvent à de mauvaises habitudes, les gonflements de la prostate, les orchites chroniques avec commencement d'induration, sont les cas les plus ordinaires ; mais, comme dans les affections décrites plus haut, tout dépend, pour le succès de la cure, du moment et de la méthode. Le mal, comme le bien, peut suivre l'emploi des eaux; il s'agit de les prendre à propos et de ne pas dépasser les bornes.

B. La femme, par l'infirmité mensuelle à laquelle elle est soumise; par cette grande et sublime fonction de la maternité, à laquelle providentiellement elle est destinée: par son organisation toute nerveuse, et, faut-il le dire, par les peines, les chagrins dont elle est trop souvent victime, est encore plus exposée que l'homme à une foule de maladies qui attaquent tous les organes de la génération. Ces affections sont aussi variées que nombreuses; beaucoup sont traitées avec succès à Vichy, mais le nombre en serait plus grand, si souvent on n'attendait pas trop tard, et surtout s'il y avait plus de prudence et de mesure dans leur emploi.

Les tumeurs de l'ovaire, prises à leur début et lorsqu'il n'y a pas d'inflammation aiguë, peuvent être arrêtées par les eaux dans leur développement, et même guéries; mais si elles sont volumineuses, si déjà il y a eu dépôt, dans les parois, de substances hétéromorphes, les eaux de Vichy guériront bien rarement; elles ne peuvent guère que soulager en cal-

mant les douleurs et en améliorant les fonctions digestives presque toujours altérées.

La matrice n'est que trop souvent le siége
d'affections graves ; la métrite chronique, avec
gonflement des tissus et souvent altération
des matériaux qui les composent, n'est que
frop commune.

Le col de l'utérus peut être le siége de gonflement, de granulations, d'ulcérations qui,
mal soignées, dégénèrent rapidement en affections graves. C'est ici surtout qu'il faut de la
prudence. Combien d'affections, légères par
elles-mêmes et facilement curables ont pris un
caractère sérieux par des manœuvres impru-
dentes, et l'on peut dire criminelles (1), par
l'abus du spéculum, des cautérisations, des
injections irritantes ! Combien de fois on a
abusé de ces douches ascendantes, dont l'action est si souvent nuisible quand on ne les
emploie pas à propos et avec modération. C'est
ainsi que l'on compromet une médication émi-

(1) Il y a des charlatans, de ces guérisseurs infaillibles de
toutes les maladies incurables, qui ont l'habitude de persuader
à des femmes atteintes d'affections légères qui céderaient à
un traitement fort simple, qu'elles sont très-gravement malades : de là des succès merveilleux, obtenus le plus souvent
au détriment de la santé, de la vie même, par la faute de
leurs dupes.

nemment utile. Ce traitement des affections utérines par les douches est très ancien à Vichy ; mais sans qu'il soit tombé jamais en désuétude, on est devenu plus sobre sur son emploi, on a mieux étudié les cas où il faut savoir s'en abstenir. Espérons qu'un enthousiasme irréfléchi, ou le désir de faire croire à une découverte nouvelle, en ne tenant pas compte des travaux de nos anciens, ne feront pas sortir d'une sage réserve.

Les déplacements de la matrice peuvent être, sinon guéris par l'usage seul de nos eaux, du moins considérablement diminués, et les douleurs qui les accompagnent notablement amoindries. Presque toujours ils produisent du désordre dans les voies digestives, au point qu'on a été jusqu'à les regarder comme la cause presque unique des dyspepsies. Dans ces cas, outre leur action locale, les eaux, rétablissant les fonctions digestives relèvent les forces abattues, donnent du ton aux organes, et viennent en aide à un traitement spécial bien appliqué.

Les douleurs nerveuses ou métralgies sont aussi soulagées par les eaux. Souvent elles s'accompagnent, soit d'aménorrhée (privation des règles), soit de pertes considérables. Il est

important de bien distinguer la cause de ces
affections ; qu'elles soient dues à un excès de
vitalité de l'organe, ou au contraire à sa faiblesse, selon les circonstances concomitantes,
les eaux peuvent aggraver la position de
la malade ou apporter une heureuse modification.

Il en en est de même dans la leucorrhée
(flueurs blanches). Les causes de cette maladie
fâcheuse sont variables, tantôt locales, tantôt
générales ; c'est de leur étude attentive que
résultera pour le médecin, soit la nécessité de
s'abstenir des eaux, soit de s'en servir avec
prudence, en variant le mode d'emploi et en
y associant d'autres moyens thérapeutiques.

La chlorose (pâles couleurs) et l'hystérie
ont été longtemps regardées comme ayant
leur cause dans une affection de l'utérus. Mais
les symptômes de ces deux maladies ayant
été observés, quoique plus rarement, chez des
hommes, il a bien fallu chercher ailleurs leur
cause réelle.

La chlorose a été attribuée à un défaut de
richesse du sang, à la diminution des globules
rouges ; on la confondait ainsi avec l'anémie,
maladie bien différente, et due presque toujours à des hémorragies considérables, aux

fatigues excessives, à une convalescence lente
et pénible. La chlorose peut s'associer à l'a-
némie ; mais quelquefois aussi le sang ne présente pas l'appauvrissement qu'on lui suppose.
On voit que dès lors le traitement doit varier
selon les causes et les complications ; aussi les
eaux de Vichy, tantôt seront nuisibles, tantôt
formeront la base du traitement, produiront
rapidement un retour merveilleux vers la
santé.

. S'il fallait des preuves nouvelles qu'il n'y
a rien d'absolu en médecine, et qu'en dehors
de tous les systèmes, il y a des faits dont il
faut tenir compte, l'anémie pourrait donner
cette nouvelle preuve. Il est reçu, d'une part,
qu'elle tient à un appauvrissement du sang,
et, d'autre part, que les eaux de Vichy ne
peuvent être employées dans les cas ou l'économie semble au-dessous de son type normal :
et cependant, quand l'anémie est due à ce que
les fonctions digestives, troublées depuis longtemps, ne fournissent plus au sang que des
matériaux mal élaborés, alors les eaux sont
merveilleusement utiles. Tous les ans, de nombreux malades nous viennent d'Algérie ou d'autres contrées méridionales, épuisés par suite
de fièvres rebelles, du traitement qu'ils ont dû

subir, d'une convalescence lente et pénible, et on les voit rapidement reprendre des forces, le teint se colorer, et la santé revenir.

L'hystérie offre le tableau des symptômes les plus variés, les plus bizarres ; il faudrait un volume pour décrire les formes diverses qu'elle peut revêtir. C'est au médecin à bien remonter à la cause du mal, à bien reconnaître les organes affectés, et à voir par le tempérament, par la constitution du sujet, si les eaux, utiles dans certains cas, ne peuvent pas nuire dans les circonstance données.

Dans toutes les maladies dont la femme peut être atteinte, il arrive que l'utérus joue souvent un grand rôle, mais on le lui fait généralement plus grand qu'il n'est en réalité. Dès qu'une femme éprouve quelque trouble dans l'apparition des règles, soit par accident, soit parce qu'elle approche de l'âge où cesse naturellement cette fonction, on est porté à attribuer à cette interruption tous les accidents qui se manifestent: Telle en est souvent la cause, il est vrai ; mais souvent aussi elle est ailleurs ; souvent la cessation des règles n'est qu'un symptôme d'une autre maladie qu'il faut reconnaître et traiter spécialement. Une erreur sur ce point peut être fatale, en faisant

abuser de médicament propres à rappeler, dit-
on, l'excrétion supprimée. Il est bien rare que
ces médicaments produisent l'effet désiré, et
plus on insiste sur leur emploi, plus on aggrave
la maladie principale, soit par l'effet irritant
des médicaments eux-mêmes, soit en perdant,
à les employer, un temps précieux pour détruire la véritable cause du mal. Dès qu'une
femme arrive à un certain âge, si elle se plaint
de quelques douleurs, on lui dit de prendre patience, que c'est un temps à passer ; le temps
passe, il est vrai, mais des maladies graves,
des désorganisations se sont développées, et
quand on veut les traiter, il est trop tard.

§ VII. — Glycosurie, Polyurie, Albuminurie.

Toute émission d'urine considérable et prolongée portait autrefois le nom de *diabète*, que
les urines continssent ou non du sucre. Aujour-
d'hui on a distingué avec raison les deux maladies : on appelle *glycosurie*, l'émission d'urine
contenant du sucre, et *polyurie*, celle qui
n'en contient pas, mais dont la quantité est
considérable.

On a regardé longtemps les reins comme
étant le siége de la maladie ; mais il est reconnu
maintenant que si, dans la glycosurie, ils sont
malades, ils ne le sont que consécutivement,
et par suite de la fatigue que leur occasionne
un travail d'élimination beaucoup trop considérable.

On pense assez généralement que le diabète
est une maladie nouvelle, ou du moins plus
fréquente aujourd'hui ; c'est une erreur. Le
diabète a été connu de tout temps ; mais mieux
étudié maintenant, reconnu le plus souvent
dès son début, il paraît plus fréquent parce
qu'on sait mieux lui reporter les accidents qu'il
occasionne et les cas de mort qu'on attribuait
à d'autres affections.

La présence du sucre dans le corps humain
n'est pas un fait anormal, comme on pourrait
le croire : il fait partie essentielle de notre organisation. Sans cesse il s'en forme par l'acte
de la digestion, puis il passe dans le sang, et il
y est continuellement décomposé par le jeu des
organes qui constitue l'acte de la nutrition.

Quand il y a du sucre dans les urines, cela tient
ou à ce qu'il s'en forme plus qu'il n'est nécessaire, et alors il faut qu'il soit éliminé par les
reins avec toutes les autres substances qui de-

viennent étrangères à notre corps ; ou bien à
ce que le sucre qui doit étre décomposé né l'est
pas, et devient une substance nuisible dont l'é-
limination est indispensable. Cela explique
déjà pourquoi le traitement du diabète ne saurait être toujours le même !

Depuis qu'il a été reconnu que les reins n'é-
taient pas le siège ni la cause du diabète, on a
proposé plusieurs hypothèses pour expliquer
ce qui, aujourd'hui encore est à peu près inex-
plicable.

Notre habile chimiste, M. Mialhe, a cru
trouver la cause du diabète dans le sang qui,
accidentellement, né contenait pas assez de
soude pour faciliter la décomposition du sucre.
Mais il lui a été démontré que la soude existait en quantité normale dans le sang. Il a dès-
lors abandonné loyalement sa théorie, et s'est
réuni à ceux qui voient, dans le diabète, un
trouble du système nerveux. Toutefois disons
que c'est à M. Mialhe que nous devons l'emploi,
si heureux, des alcalins contre le diabète. Sa
théorie ne valait rien, mais les conséquences
qu'il en avait tirées étaient bonnes et resteront
à sa louange.

D'autres, et entre autres, M. Reynoso-
Alvaro, admettant que le diabète avait pour

cause un trouble dans la fonction respiratoire,
trouble qui empêchait le sucre d'être décomposé, comme il doit l'être, pour entretenir la
chaleur humaine, ont soutenu qu'il fallait
porter tous ses soins à rétablir cette fonction
dans ses conditions normales.

Le professeur Bouchardat pense que l'estomac est le siège de la madadie ; qu'elle a pour
cause un ferment (diastase), qui convertit immédiatement en sucre toutes les substances
contenant de la fécule, de l'amidon ou du sucre, et qu'il faut détruire ce ferment, afin que
la digestion des aliments suive son cours régulier. Depuis, M. Bouchardat paraît avoir
renoncé à sa théorie : A tort, selon moi, pour
le plus grand nombre des cas, mais il nous a
donné les bases d'un traitement que l'expérience de tous les jours confirme, et qui est
basé sur l'emploi des alcalins, et surtout sur
un régime spécial, très-rationnel, sauf l'abus
dont il est souvent l'objet.

Puis est venu le professeur Claude Bernard,
soutenant que le foie était l'organe sécréteur
du sucre, mais que la cause d'une sécrétion
trop abondante résidait dans un trouble du
système nerveux; il a même déterminé le point
de départ de la maladie.

Chacune de ces hypothèses donne lieu à des objections nombreuses, quand on veut la généraliser, mais pour le praticien, toutes trois sont vraies, pour un certain nombre de cas. La difficulté est de les bien distinguer, et ce n'est pas le malade qui pourra s'y reconnaître et savoir ce qu'il doit faire.

Ajoutons qu'il y a grand nombre de médecins attribuant le diabète , non pas à un point lésé du système nerveux cérébro-spinal, mais à ce vaste système nerveux organique qu'on appelle grand sympathique. Enfin un médecin qui fait autorité dans la science, M. Marchal (de Calvi), et qui a rattaché au diabète beaucoup d'affections graves survenant par le fait de cette maladie, le place près de la goutte et de la gravelle, et le regarde comme étant une troisième forme ou manifestation de la diathèse urique.

Si je suis entré dans ces longs détails sur les diverses théories relatives au diabète, c'est que je vois avec regret un grand nombre de malades croire que l'eau des Célestins, et un régime plus ou moins sévère, doit suffire pour guérir une maladie dont la ténacité n'est que trop réelle. Concluons de tout ceci que le diabète est une maladie dont le siége n'est pas encore bien

déterminé, dont les causes sont nombreuses et
variables, et qu'il faut bien s'attacher à les
reconnaître avant d'entreprendre le traitement.

L'expérience a montré la supériorité du
régime et de l'emploi des alcalins, comme base
du traitement ; mais qu'on ne se fasse pas illu-
sion : si ce traitement enlève le sucre déjà
formé et prévient sa formation trop abondante,
il ne fait rien contre la cause de la maladie,
qui revient si l'on cesse le régime et les eaux
de Vichy. Par lui, on combat le symptôme le
plus apparent, mais il faut chercher la guérison par d'autres moyens appropriés à la
cause réelle de l'affection.

Il y a des diabètes accidentels, symptomati-
ques d'une autre affection ; peut-être si l'on
examinait les urines de l'homme en santé plusieurs fois par jour, trouverait-on qu'elles contiennent du sucre dans certains moments et
par le fait de certaines circonstances. Il est
prouvé aujourd'hui que les femmes enceintes
ou nouvellement accouchées sont pour la plupart diabétiques; les nourrices ont toutes les
urines contenant du sucre, les urines des
vieillards en contiennent ordinairement 2 à 4
grammes : le diabète n'est donc pas toujours
ni une maladie grave, ni même une maladie.

Mais toutes les fois qu'une émission d'urine abondante et prolongée s'accompagne de soif et de sécheresse de la bouche, il est prudent de s'assurer si ce liquide ne contient pas du sucre. Dans le diabète essentiel, plus le traitement est rapproché du début de la maladie, plus on peut espérer de guérir : si l'on tarde trop, toute la constitution est atteinte ; les forces s'affaissent, les fonctions s'altèrent, et les désordres deviennent tels qu'on ne peut plus en arrêter les progrès.

L'eau de Vichy prise modérément en boisson diminue rapidement la soif, et fait disparaître le sucre de l'urine ; en bains, elle assouplit la peau, et rétablit la transpiration cutanée presque toujours abolie ; en douches, elle active la circulation et combat la sensation du froid si pénible aux diabétiques.

Le régime dont M. Bouchardat a parfaitement démontré la nécessité et posé les règles, constitue la partie essentielle du traitement. Toutefois il ne faut pas l'exagérer inutilement et je ne conseillerais pas aux malades d'user des spiritueux aussi largement que le prescrit M. Bouchardat : on peut guérir le diabète, sans exposer le malade à une inflammation des voies digestives.

La polyurie n'est, pas plus que la glycosurie, une maladie des reins; presque toujours la cause est une affection nerveuse; je ne l'ai même généralement observée que chez des jeunes femmes à imagination ardente, désordonnée, qui ne pouvaient s'astreindre à une vie calme, paisible, mais qui se livraient avec passion aux plaisirs; et chez de jeunes hommes qui présentaient les mêmes dispositions morales.

L'abus des boissons aqueuses peut amener des urines très-abondantes, sans qu'il y ait pour cela polyurie; dans ce cas, en cessant de boire, les urines diminuent rapidement : mais si la soif, au lieu de précéder la miction abondante, en est la conséquence, la maladie existe. et il faut se hâter de la traiter. La polyurie confirmée est presque aussi grave que le diabète, elle jette dans le marasme et dans un épuisement mortel.

Les eaux de Vichy ne sont utiles dans cette affection que s'il y a trouble des voies digestives; elles viennent en aide au traitement, mais elles n'en sont pas une partie essentielle. C'est surtout dans l'hygiène bien entendue que se trouvent les véritables moyens de guérison.

L'albuminerie est, comme le diabète, une maladie dont le principal symptôme consiste dans l'élimination par les urines d'une substance essentielle à la vie. L'albumine est encore plus précieuse que le sucre, c'est un des agents nécessaires de la nutrition. Lorsque le sang est dépouillé de ce principe, tous les organes sont en souffrance, toutes les fonctions en éprouvent un trouble qui compromet rapidement la vie.

L'albuminerie, connue d'abord sous le nom de *maladie de Brigth*, a été regardée comme une lésion essentielle des reins ; mais, comme dans le diabète, il faut distinguer l'albuminerie symptomatique et l'albumerie essentielle. Celle-ci est presque toujours due à une affection de reins ; elle est grave et dangereuse, surtout quand on la néglige dès le début ; elle exige un traitement énergique, et les eaux de Vichy ne peuvent être utiles qu'au moment où l'on a guéri l'affection du rein. Alors on peut y avoir recours ; elles rétablissent les fonctions digestives, aident à la reconstitution du sang et au retour des forces ; mais il faut toujours les employer avec la plus grande prudence, en surveiller de près les effets, si l'on ne veut s'exposer au retour de l'affection première.

L'albuminerie symptomatique se rencontre comme complication de diverses maladies, de la scarlatine par exemple. Il est plus que douteux qu'alors le rein soit malade, et c'est de l'affection qui lui donne naissance qu'il faut s'occuper dans le traitement; l'albuminerie passe avec elle : si elle persistait cependant, les eaux de Vichy seraient d'un emploi avantageux.

L'albuminerie et le diabète sont deux maladies graves dont l'étiologie est moins avancée que le traitement, et qui trop souvent ont leur cause dans une affection soit du système nerveux cérébro-spiral, soit dans le système du grand symphatique. Malgré les points restés obscurs et qui demandent de nouvelles recherches, on a cessé de regarder ces affections comme mortelles, et de nombreuses observations prouvent qu'on les guérit souvent, et que les eaux de Vichy réclument une grande part dans ces heureux résultats.

§ VIII. — Goutte, Rhumatisme.

La goutte est-elle due à un principe particulier (acide urique) se portant sur tel ou tel organe, mais surtout aux petites articulations (les mains et les pieds)? ou bien n'est-elle qu'une variété d'irritation recevant ses caractères du tissu qu'elle envahit? Grave question qui se débat encore, et qui peut-être n'aura jamais sa solution.

D'une part, nous avons vu que la goutte alternait souvent avec la gravelle urique. Il y a des goutteux chez lesquels des tumeurs se développent sur les articulations envahies, les déforment, constituent des nodus ou dépôts d'une substance qui a tous les caractères de l'urate de chaux, c'est-à-dire d'un sel formé de chaux et d'acide urique. Mais l'acide urique est-il la cause de la maladie, ou bien un de ses effets ?

D'autre part, il y a des goutteux qui ne présentent jamais ces dépôts, malgré des accès souvent répétés; d'autres chez lesquels la manifestation goutteuse a lieu sur l'estomac, les instestins, le cœur ou d'autres organes, et qui n'offrent jamais la moindre trace d'acide urique.

La goutte et le rhumatisme sont-ils *la* même maladie, ayant des symptômes différents selon les parties envahies et pouvant passer de l'une à l'autre ? Il y a des malades qui n'ont jamais qu'une seule de ces affections, d'autres au contraire chez lesquels on voit le mal envahir tantôt les petites articulations, tantôt les grandes, tantôt les masses musculaires elles-mêmes. Quel nom lui donner alors ? On est sorti d'embarras, en créant un rhumatisme goutteux, ou goutte rhumatismale, selon la prédominance de tel ou tel symptôme.

Pour certaines personnes, la goutte est un hôte très-incommode, il est vrai, mais dont il faut s'arranger, et supporter les incartades de peur qu'il ne se fâche, et qu'abandonnant les organes extérieurs, il ne se porte sur d'autres plus importants, en donnant lieu à ces accidents graves, à ces morts subites qu'on attribue à une goutte remontée. Telle était l'opinion de Sydenham, goutteux lui-même, et qui nous a laissé de cette maladie la meilleure description qui en ait été faite, même de nos jours.

D'autres, au contraire, d'un caractère moins patient, moins résigné, cherchent à se débarrasser de ce parasite cruel ; ils l'attaquent à grands renforts de médicaments très énergiques, et parviennent souvent à abréger la violence et la durée des accès. Il serait difficile de citer tous les médicaments qui ont été tour à tour vantés contre la goutte : ce qui est déjà une cause de doute, car s'il y en avait un bon,

infaillible, on n'en chercherait pas d'autres. Il
faut bien qu'on le sache, dans tous ces remèdes
dont la composition reste secrète, le principe
agissant est le colchique sous toutes les formes,
et quel que soit le nom sous lequel on le mas-
que ; le colchique, ce remède *nouveau*, quoiqu'il ait douze cents ans de date. Seulement
sous ses formes secrètes, sirops, liqueurs ou
pilules, on ne sait à quelle dose le malade le
prend, en sorte qu'on ne peut la proportion-
ner à la force du sujet et à la gravité de la
maladie.

Tous ceux qui ont recours à ces remèdes secrets conviennent que si dans les premiers
temps ils calment et abrègent les accès, ceux-
ci deviennent de plus en plus fréquents. L'effet
du médicament diminuant par l'usage, il faut
en augmenter successivement la dose jusqu'à
des proportions dangereuses, car tous agissent
sur l'estomac et les intestins, ils purgent et
ils fatiguent les organes : on souffre peut-être
moins de la goutte, mais elle est remplacée
par des affections graves, souvent mortelles.

Ne pas chercher à guérir la goutte, se résigner à la souffrance, peut être accepté par
celui qui n'en éprouve que de rares et faibles
atteintes ; mais celui dont elle s'empare avec

violence, qui est condamné à une immobilité qui ne le préserve même pas de la douleur, qui voit ses articulations se tordre et se déformer par la présence d'énormes nodus, celui-là voudra être guéri, et si la médecine rationnelle ne vient pas à son secours, il se livrera à tous les charlatans et à tous leurs arcanes.

La médecine rationnelle est assez avancée aujourd'hui pour qu'on n'ait pas à craindre les accidents dont on menace ceux qui veulent être traités ; ils n'ont plus à s'effrayer des exemples cités trop complaisamment, et souvent dénaturés, de morts survenues pendant ou après le traitement de la goutte. Parce qu'on est goutteux, on n'est pas exempt de fluxion de poitrine, de maladie du cœur, d'apoplexie foudroyante : ne voyons-nous pas tous les jours mourir de ces affections sans qu'on puisse les attribuer à une goutte remontée ? Ne regardons comme telle que l'affection survenant pendant un accès, par le déplacement de celui-ci ; la raison le veut, et il est juste de dire qu'on n'a pas cité un seul cas de mort par suite de l'emploi rationnel des eaux de Vichy. Certes, on n'en pourrait dire autant de tous les remèdes vantés parce qu'ils sont secrets, et que ce qui est secret plaît à notre imagination et nous attire.

On se rappelle l'orage que souleva l'intelligente et heureuse initiative du docteur Petit,
lorsqu'il osa, un des premiers, employer contre
la goutte les eaux de Vichy. Le temps a fait
justice des accusations portées alors par des
motifs divers. Le nombre de malades qui viennent à Vichy chercher un soulagement à leurs
douleurs augmente tous les ans ; je dis soulagement, et non guérison, car nous ne guéris-
sons pas la goutte avec nos eaux. On abrège la
durée des accès et leurs violences ; on les rend
plus rares ; mais pour guérir il faut avoir recours à toutes les prescription d'une hygiène
raisonnée, sévère, suivie avec persévérance.

Il ne faut pas croire cependant que tous les
goutteux indistinctement puissent faire usage
de nos eaux, et que cet usage ne soit pas soumis à certaines règles, à des indications précises : tel goutteux ne peut boire les eaux sans
que l'estomac ou les intestins se révoltent ; tel
autre, s'il veut prendre un bain, aura presque
sur-le-champ un accès de goutte. On ne peut
poser des règles générales : la médecine s'appli-
que à chaque individu : tantôt il faut cesser le
traitement, tantôt il faut encourager à per-
sévérer, malgré les accidents qui se déclarent.

Un préjugé qu'il est nécessaire de combat-

tre, est celui des malades qui s'imaginent, sur
la foi de certains livres, que l'eau des Célestins est la seule qui leur convienne. Dans un
grand nombre de cas, au contraire, elle leur
est défavorable, et d'autres sources seraient
mieux appropriées à leur tempérament. Les
goutteux s'attirent les uns les autres aux
Célestins, et se privent ainsi volontairement
des avantages qu'ils espéraient de leur voyage.

Quand un accès de goutte se déclare pendant le traitement, faut-il le continuer ? Tantôt on peut ne pas cesser de boire, tantôt il
faut s'occuper de calmer l'accès, en abréger
la durée, le faire avorter même s'il est possible,
puis revenir à l'emploi des eaux. J'ai vu même
plusieurs fois les bains user la douleur et ramener le calme ; mais ce moyen ne pourrait être
employé généralement, et le plus prudent est
presque toujours de s'abstenir.

Aussitôt que l'accès est passé, on peut revenir à l'emploi des eaux, si l'on a été obligé de
le suspendre ; mais les malades prudents feront
bien de ne pas venir à Vichy trop tôt après un
accès, ou bien s'ils prévoient qu'il peut bientôt
éclater : on sait qu'il y a des accès qui reviennent en quelque sorte à époque fixe. Dans
ce cas, il faut retarder son voyage, et ne venir

qu'au moment où l'on peut espérer le plus long intervalle entre la cure et l'accès futur.

J'engage à ne pas venir à Vichy celui qui croirait qu'une saison de trois semaines va le débarrasser à tout jamais de ses douleurs, et sans avoir à modifier ses habitudes et son régime. C'est par l'usage fréquent et prolongé des eaux qu'on peut atténuer la goutte, et amoindrir une disposition constitutionnelle, très tenace de sa nature, parce qu'elle a pour cause l'hérédité ou des habitudes contractées depuis longtemps.

Ce sont ces habitudes qu'il faut surtout modifier, et il y a peu de malades ayant assez d'énergie pour le faire. L'homme viveur doit se priver d'une nourriture trop succulente, trop animalisée, de boissons excitantes, telles que le vin pur et les liqueurs alcooliques ; mais il ne faut pas donner dans l'excès contraire : il serait nuisible de cesser tout-à-à coup des habitudes même mauvaises, et une nourriture insuffisante, trop peu réparatrice ne serait pas une garantie contre la goutte. L'homme de cabinet, qui a des habitudes trop sédentaires, doit prendre un exercice de corps qui lui répugne souvent ; s'il veut guérir, il se fera violence : à ce prix seul il pourra réussir.

14

Car il ne faut pas se le dissimuler, pour tous les goutteux l'exercice est la condition première pour éviter les accès ; et il ne s'agit pas d'un exercice passif, d'aller en voiture, ou de faire une promenade à pied ; il faut tous les jours un exercice violent, auquel prenne part tout le corps. Dès que les douleurs d'un accès se calment et permettent quelques mouvements, il faut se mettre à l'œuvre. Les eaux de Vichy sans un exercice continu, proportionné aux forces, à la dose de nourriture, deviennent à peu près inutiles ; le soulagement obtenu par les eaux seules serait bientôt dissipé, et le mal reviendrait aussi intense qu'auparavant.

Dans le rhumatisme, qu'il ait ou non la même cause que la goutte, le traitement doit être modifié : les bains et les douches seront plus utiles que la boisson, à moins qu'il n'y ait trouble dans les voies digestives ; mais comme dans la goutte, c'est surtout dans l'hygiène que consiste le traitement préservatif. Si le régime alimentaire a moins besoin d'être sévère ; si l'exercice est moins de rigueur, et doit être pris dans d'autres conditions, il faut surtout veiller à ne pas s'exposer aux variations de la température.

§ IX. — Affections du cœur.

Nous avons jusqu'à présent passé en revue les maladies pour lesquelles les eaux de Vichy sont spécialement indiquées ; ce n'est que par exception et dans des circonstances bien déterminées qu'elles pourraient leur être nuisibles : maintenant nous allons examiner rapidement les affections que l'on exclut généralement de nos sources mais dans lesquelles cependant il y a des cas où le traitemement alcalin serait avantageux. Parlons d'abord des affections du cœur.

Dans les anévrismes, dans les hypertrophies déjà anciennes, les eaux de Vichy sont, avec raison, défendues, mais il y a des hypertrophies commençantes, pour lesquelles on peut les employer avec avantage, lorsqu'on peut espérer, en activant l'absorption, faire rentrer dans son type normal une nutrition trop exagérée. J'en ai vu un cas remarquable, où il y avait même un commencement d'hydropisie qui a été guéri rapidement sous l'influence des eaux en boisson, et même en bains pris avec certaines précautions. Je ne crois par qu'il eut été donné à un autre traitement de produire en si peu de temps un résultat aussi manifeste. J'ai eu aussi occasion de traiter des troubles marqués de la circulation, dus à un commencement d'ossification des valvules: probablement les eaux ont alors activé l'absorption et fait disparaître le dépôt osseux qui se formait.

Beaucoup d'affections du cœur ne sont que sympathiques et concomittantes d'autres maladies ; une affection du foie, par exemple, ou de l'utérus, donne lieu à des symptômes qui pourraient faire croire à une lésion organique du cœur. En traitant par nos eaux la maladie principale, cause de ces désordres, on y met rapidement un terme.

Nous en dirons autant des troubles du cœur ayant une cause goutteuse ou rhumatismale : quand bien même il n'y aurait pas encore eu à l'extérieur une manifestation de goutte ou de rhumatisme, il suffit que le genre de vie du sujet, ou qu'un soupçon d'hérédité puisse faire croire à leur existence, pour qu'on n'hésite pas à employer le traitement alcalin. Il va sans dire que dans tous ces cas on doit procéper avec prudence, suivre d'un œil attentif les effets du traitement, et s'arrêter promptement si l'on peut craindre un mauvais résultat.

§ X. – Affections de poitrine.

Rarement à Vichy nous avons l'occasion de nous occuper des maladies des voies respiratoires. Une opinion générale, qui dans beaucoup de cas me paraît un préjugé, les exclut de nos eaux. Ce n'est qu'accidentellement, soit chez des personnes venant accompagner des malades, soit chez ces malades eux-mêmes ayant, outre l'affection pour laquelle ils se rendent à nos sources, quelque affection des organes pulmonaires, que nous avons pu expérimenter l'influence de nos eaux. Je dois dire que le résultat a souvent été très-heureux ; ma conviction est qu'elles pourraient souvent se montrer très-utiles.

Dans les irritations vives de la poitrine, dans les hémoptysies, dans les tubercules avancés, il est plus prudent de s'abstenir. Cependant, depuis quelques années, le bicarbonate de soude, même à haute dose, a été employé avec succès contre des inflammations aiguës de la poitrine ; il n'est donc pas bien démontré que les eaux de Vichy ne pourraient lui être avantageusement substituées.

J'ai eu souvent à traiter des catarrhes chroniques, et je l'ai fait avec succès. La source Chomel a toujours produit les meilleurs résultats : je la crois d'un emploi aussi légitime que celui des eaux d'Ems, où l'on a l'habitude d'envoyer les personnes atteintes de cette maladie ; surtout en considérant que ces eaux présentent, à peu de choses près, la même composition ; les différences qui se présentent ne me paraissent pas de nature à en changer les effets thérapeutiques.

A la suite des pleurésies, il y a souvent des brides, des adhérences qui gênent l'action des poumons, et rendent douloureux le mouvement de la cage thoracique. J'ai vu, par l'usage de nos eaux, la douleur cesser, les mouvements devenir plus libres : serait-ce que nos eaux favoriseraient la résorption de ces membranes accidentelles ? Je l'ignore : je constate seulement un fait dont j'ai été plusieurs fois témoin.

Dans certaines inflammations chroniques du larynx et du pharynx, nos eaux employées en boisson, et surtout en gargarismes répétés, changent la vitalité de la membrane muqueuse, et amènent la guérison. J'ai fait cesser par ce moyen si simple des ulcérations du voile du palais qui revenaient sans cesse, malgré de trop nombreuses cautérisations : c'était chez un ministre protestant revenu des Indes, et forcé d'abandonner la prédication parce que la voix avait faibli ; il est reparti de Vichy complétement guéri, et pouvant lire à haute voix pendant deux heures consécutives, sans la moindre fatigue de l'organe vocal.

Je me crois donc autorisé à ne pas regarder comme définitif le jugement porté contre les eaux de Vichy dans les affections pulmonaires. Il y a lieu d'étudier à nouveau leurs effets, et peut-être la thérapeutique s'enrichira d'une nouvelle ressource contre des maladies dont la fréquence et la gravité sont connues de tout le monde.

§ XI. — Affections cérébrales.

Beaucoup de troubles cérébraux, d'étourdissements, de congestions, de menaces d'apoplexie, sont dus à un mauvais état du foie ou des voies digestives. Un sang mal élaboré, trop épais, circulant mal, engorge les vaisseaux du cerveau, et finit par produire des lésions graves. Les eaux de Vichy sont recommandées dans ces cas, plus nombreux qu'on ne le pense. Elles le seront encore si le rhumatisme ou la goutte peuvent être regardés comme cause de ces symptômes alarmants. On les emploiera encore avec avantage dans certaines paralysies suite d'apoplexie cérébrale, lorsqu'un caillot de sang comprime le cerveau. Les eaux aidant à la résorption des caillots, rétabliront le mouvement perdu, et en rendant le sang plus fluide, en calmant l'action trop vive de l'arbre circulatoire, préviendront le retour des troubles cérébraux.

§ XII. — Maladies de la peau.

Il y a des personnes dont la peau, rude, sèche et comme écailleuse, ne permet pas à la transpiration cutanée de s'effectuer, et de débarrasser le corps des substances qui nuisent à la santé, quand elles ne sont pas éliminées. Ces personnes ne suent jamais, et il faut que d'autres voies suppléent à ce défaut de transpiration. Les eaux de Vichy, surtout en bains et en douches, changent cet état de la peau : elles l'assouplissent, la rendent perspirable, et favorisent la santé en facilitant une des plus importantes fonctions de l'économie.

Parmi les maladies si nombreuses de la peau, il en est un certain nombre qui n'ont pas d'autre cause qu'un mauvais état des voies digestives et surtout de l'appareil biliaire. L'influence puissante de nos eaux sur ces organes, leur aptitude à rétablir dans leur intégrité les fonctions qu'ils remplisent, les rendent propres à guérir des affections cutanées qui ne sont pas de nature dartreuse.

Dans d'autres maladies plus caractérisées de la peau, les médecins qui s'occupent spécialement de ces affections ordonnent très souvent des préparations au carbonate de soude : c'est-à-dire que la cure thermale de Vichy leur sera profitable ; on peut même ajouter que le résultat en sera plus prompt et plus certain par elle que par l'emploi de médicaments mêlés à des corps gras dont l'action sur la peau est mauvaise, en l'irritant et en s'opposant à la transpiration cutanée

Les eaux sulfureuses ont le privilége de réveiller les symptômes mal éteints des affections syphilitiques, et de permettre au médecin, une fois le mal reconnu, d'y appliquer une médication spéciale. Les eaux de Vichy, à un degré moins marqué cependant, jouissent du même avantage. J'ai vu un bain donner lieu à des douleurs ostéocopes violentes, et le malade m'avouer que vingt ans auparavant il avait subi un traitement pour une affection vénérienne. Des taches de la peau d'un caractère incertain s'avivent par le contact de nos eaux, dénotent alors leur nature réelle et mettent sur la voie d'une indication précise.

§ XIII. — Maladies diverses.

Il faudrait passer en revue tout le cadre nosologique pour étudier tous les cas où les eaux de Vichy sont utiles, et ceux dans lesquels on doit s'en abstenir. Combien, par exemple, d'affections vagues, indéterminées, s'attaquant surtout au système nerveux, n'ont pas d'autre cause qu'une nutrition incomplète par suite de digestions mauvaises, ne fournissant qu'un sang mal élaboré! Le sang est le modérateur des nerfs, a dit Hippocrate, ce qui veut dire qu'on trouvera peu d'affections nerveuses chez les personnes dont la digestion est bonne, et le sang suffisamment riche.

En passant rapidement en revue les maladies que l'on traite ou qu'on pourrait traiter à Vichy, je n'ai pas prétendu faire leur histoire complète, et mettre le malade à même de se déterminer par lui-même, et d'appliquer à son gré tous les moyens employés dans une cure thermale. En le faisant, j'aurais cru leur rendre un très-mauvais service, et cette histoire complète doit être réservée pour des publications purement médicales, destinées seulement aux médecins. Mon seul but, en indiquant dans quelles circonstances nos eaux peuvent être employées, a été de montrer que le mal est à côté du bien ; qu'un remède utile par lui-même peut devenir dangereux s'il est mal appliqué, et que le danger sera d'autant plus grand que le remède sera plus énergique. En général, les malades abusent des eaux de Vichy ; ils en prennent trop, ou les prennent mal. J'ai voulu leur montrer de quelle difficulté le diagnostic est souvent entouré, combien il faut de soins, d'application, de connaissance des maladies et de l'effet thérapeutique des eaux, pour ne pas se tromper. Enfin j'ai voulu montrer que ceux d'entre eux qui ne

retirent aucun profit d'une cure thermale
doivent le plus souvent l'attribuer à eux-mêmes,
soit parce que, sans avis préalable, ils sont venus à tort à des sources qui ne pouvaient leur
convenir, soit parce que, se guidant par eux-
mêmes, sur les conseils d'autres malades, ou
sur la foi de livres qui les induisent en erreur,
ils ont suivi un traitement sans règle et sans
mesure.

CHAPITRE V

---

§ Iᵉʳ. — Départ. — Retour aux eaux. Soins consécutifs.

Quand on a suivi la cure pendant le temps déterminé par le médecin, quand la boisson commence à inspirer du dégoût, et qu'après le bain on éprouve un sentiment de fatigue, il est temps de s'arrêter et de penser au départ, mais non pas sans avoir fait à son médecin une dernière visite qui est d'une grande importance.

En effet, il est bon de constater la différence qui existe entre l'état des organes au

moment de l'arrivée et après avoir achevé le
traitement thermal. Il faut passer en revue
toutes les fonctions, voir les améliorations obtenues, ce que l'on peut encore désirer, et indiquer les moyens propres à conserver et à
augmenter les bons effets dûs à la cure. Trop
souvent les malades négligent cette dernière
consultation, et ils ont tort. Le confrère appelé
à continuer les soins est toujours heureux de
s'appuyer sur l'expérience acquise par le médecin des eaux dans le traitement des maladies
chroniques, si souvent tenaces et rebelles. Par
son examen attentif, par l'effet même des eaux,
celui-ci a pu souvent mieux reconnaître la nature de la maladie, et comme conséquence,
mieux indiquer un traitement approprié. La
consultation qu'il remet au malade doit être
communiquée au médecin ordinaire, qui pourra
souvent la modifier utilement, selon les circonstances. Car si nous pouvons indiquer d'une
manière à peu près certaine la marche que
suivra la maladie, quand elle existe encore, et
les moyens de l'arrêter complètement ou d'en
prévenir le retour, lorsqu'elle est guérie, il y
a mille circonstances imprévues, fortuites, qui
viendront contre-indiquer ces moyens, et forcer soit à les cesser, soit à en modifier l'em-

ploi. Souvent même il serait bon qu'une correspondançe s'établît entre les deux médecins. Ce serait le moyen de marcher dans une voie plus certaine; et il en résulterait ce grand avantage, c'est que le médecin des eaux, lors du retour du malade, à la saison suivante, tenu au courant de tout ce qui s'est passé dans l'intervalle, serait plus à même de diriger le traitement thermal.

Car il ne faut pas se le dissimuler, le retour aux eaux est presque indispensable. Il est rare, quand il y a une maladie bien caractérisée, qu'une seule saison suffise pour l'enlever. On n'est pas guéri d'un diabète parce qu'il n'y a plus de sucre dans les urines. La gravelle et la goutte ne sont pas guéries, mais seulement atténuées, quand on a évité quelques accès et quand, pendant même plusieurs mois, l'urine n'a pas présenté d'acide urique. Les calculs rénaux ou hépatiques ne sont pas tous certainement évacués, lorsque, après en avoir rendu quelques-uns, on est resté même une année sans retour; il peut en rester de plus tenaces qui se révéleront plus tard, au moment le plus imprévu, par de nouvelles crises. Les gonflements du foie, de la rate, peuvent être entièrement dissipés, sans que ces organes aient encore perdu leur tendance à un nouveau développement, tout aussi considérable. Combien de malades dont les fonctions digestives sont rétablies au moment où ils partent de Vichy, et qui peu à peu voient revenir, un à un, chaque symptôme! Les eaux ne font pas de miracles, soyez-en persuadés; ne leur demandez pas de détruire en un mois ou six semaines toute disposition à une maladie qui reconnaît souvent une cause diathésique.

Il ne faut pas craindre de revenir une fois, deux fois et plus aux sources dont on a éprouvé les effets salutaires. Souvent même, ce n'est qu'à la seconde saison que des effets bien marqués se manifestent. La première cure n'a pas déterminé un ébranlement assez puissant dans l'organisme; on n'a obtenu que ce qu'on pouvait obtenir une première fois, des digestions meilleures, des organes mieux disposés à se laisser modifier par les substances médicamenteuses que contient l'eau minérale. Quelques personnes pensent à tort qu'il est préférable de laisser passer une saison sans revenir : tant qu'il reste un symptôme annonçant que la maladie n'est pas complètement détruite, il faut la combattre sans relâche; sans cela on s'expose à la voir se développer de nouveau. reprendre son ancienne puissance, en sorte qu'on revient à Vichy, tont aussi malade qu'avant la première cure, et il faut recommencer sur nouveaux frais. avec des difficultés de plus.

- Peut-on et doit-on faire une seconde saison dans la même année ? Il est d'observation que l'effet des eaux se prolonge et se fait sentir pendant deux mois au moins après le départ. Je ne crois pas dès-lors qu'il soit utile de revenir aux eaux la même année, si l'on ne peut pas mettre au moins trois mois d'intervalle entre les deux cures. — Ainsi, un malade qui serait venu à Vichy dès le mois d'avril ou de mai, pourrait revenir vers la fin d'août et vers la fin de septembre, ou au commencement d'octobre, s'il avait quitté Vichy à la fin du mois de juin.

On a parlé d'inconvénients dus à l'usage des eaux prises pendant deux ou trois années consécutives : si l'on veut dire qu'il y a danger à prendre les eaux d'une manière immodérée, cela se comprend ; mais nous affirmons n'avoir jamais vu d'accidents occasionnés par leur emploi rationnel. Tous les médecins de Vichy pourraient citer un grand nombre d'individus qui depuis très-longtemps viennent boire et se baigner tous les ans, sans jamais avoir éprouvé

15

aucun signe de cette cachexie aqueuse, née
dans le cabinet des médecins imbus de théories chimiques dont le temps et l'expérience
ont fait justice.

Si vous avez retiré de la cure tout le bien
que vous pouviez espérer, revenez au moins
une fois, non pas comme quelques-uns le di-
sent, par pure reconnaissance, mais parce
qu'une seconde cure est nécessaire pour consolider l'amélioration et prévenir le retour des
accidents passés.

Si l'amélioration n'a été que relative, ou si
elle ne s'est pas fait sentir d'une manière appréciable, revenez encore, et très probablement, cette fois, vous verrez la position se
dessiner plus nettement, et vous retirerez de
cette seconde cure tous les fruits que vous
pouvez souhaiter.

Nous entendons quelquefois des malades se
plaindre que l'amélioration a été fugace, et
que les accidents sont revenus avec une intensité plus grande. « Les eaux m'ont fait mal; »
disent-ils! Non; quand les eaux doivent faire
mal, c'est pendant leur usage que le mauvais
effet se déclare : si, après le départ, de nouveaux symptômes se déclarent, ce n'est pas
aux eaux qu'il faut les attribuer, mais presque

toujours au malade lui-même. Si les eaux,
prises avec modération, avec méthode, n'ont
produit pendant la cure aucun effet appréciable, comment croire que leur effet sera marqué
au point d'aggraver le mal, quand on en aura
cessé l'emploi? Les malades qui s'observent
avec soin conviennent qu'alors même que la
maladie ne paraît pas diminuée, ils éprouvent
un mieux évident sur l'ensemble de l'économie.

Les malades qui, de retour chez eux, se retrouvent dans les mêmes conditions hygiéniques qui ont produit la maladie, peuvent-ils
s'étonner si elle éclate de nouveau? Les mêmes
causes ne doivent-elles pas amener les mêmes
effets, et peut-on reprocher aux eaux d'avoir
fait mal, quand on s'expose par une mauvaise
hygiène à détruire le bien qu'elles avaient
produit?

Il est presque toujours nécessaire de continuer le traitement pendant l'intervalle d'une
saison à l'autre; les bains alcalins, l'eau en
boisson, sont presque toujours prescrits, mais
il est surtout nécessaire de suivre avec rigueur
le traitement hygiénique tracé par le médecin.
Habitation, régime alimentaire, exercices variés, tout doit être choisi, pesé, calculé; tout

écart aura pour résultat fatal de ramener la maladie antérieure. Croit-on que le goutteux qui se livre à la bonne chère, qui ne fera pas un exercice proportionné à la quantité d'aliments qu'il prend, ne sera pas atteint de nouveaux accès de goutte? Croit-on que l'homme de cabinet, enfermé toute l'année, livré à un travail sédentaire, préoccupé de ses travaux intellectuels ou des soucis d'affaires, énervé par la température élevée dont il s'entoure, ne verra pas bientôt revenir tous les symptômes de la dyspepsie qui lui faisait la vie si pénible?

Ce ne sont pas les médicaments qui peuvent empêcher ces retours, c'est la soumission à une hygiène bien entendue, et il faut le dire, parce que cela est vrai, c'est la chose dont se préoccupent le moins les malades. «Mais c'est un assujettissement continuel, disent-ils : s'il faut toujours se soigner ; ce n'est vivre!» Aimez-vous mieux être malades? C'est votre affaire : mais comptez bien qu'un médecin, si habile qu'il soit, ne pourra, en usant ou abusant de toutes les ressources thérapeutiques, remplacer les prescriptions hygiéniques, désagréables, pénibles même au début, mais que l'habitude rend bientôt très-douces, très-faciles à remplir.

§ II. — Bains de mer. — Voyages. Séjour à la campagne.

Est-il bon, en quittant Vichy, d'aller à d'autres sources continuer le traitement thermal ? Les modifications apportées dans l'économie par les eaux alcalines peuvent être de nature à faire naître des indications nouvelles ; mais ces cas sont très-rares, et le médecin seul peut être apte à les reconnaître. Dans la généralité des cas, on doit s'abstenir ; car ou la source que veut visiter le malade est identique dans ses effets avec celles de Vichy, ou bien elle en diffère. Dans la première hypothèse, puisqu'on a fait cesser la cure thermale, c'est qu'il était inutile ou peut-être dangereux de la prolonger ; dans la seconde, il y a toujours inconvénient à interrompre le mouvement salutaire imprimé à toute l'organisation par l'action des eaux, et surtout si l'effet des nouvelles sources doit être de diriger ce mouvement dans un sens contraire. N'aublions pas que l'effet thérapeutique des eaux alcalines se prolonge pendant plusieurs mois, et que c'est alors seulement qu'il est en quelque sorte épuisé, qu'on peut

calculer ce que l'on a gagné, et ce qu'il peut
rester à faire.

Mais beaucoup de malades nous demandent
si, en quittant Vichy, ils peuvent se rendre
aux bains de mer, ou faire un voyage, ou bien
passer quelque temps à la campagne, avant de
reprendre à la ville leurs anciennes habitudes.

Il ne peut y avoir aucun inconvénient à se
rendre aux bords de la mer, comme promenade,
comme distraction, et pour respirer l'air salé,
vif et salubre qu'on y trouve : mais j'en dis-
suaderai les rhumatisants, les goutteux et tous
ceux qui s'accommodent mal des variations de
température, surtout s'il s'agit de nos côtes de
l'Ouest, où le vent est toujours assez froid et
assez humide pour rappeler promptement les
douleurs.

Mais si l'on a l'intention de prendre des
bains de mer, il faut y apporter beaucoup de
prudence : car dans le bain de mer il y a deux
choses importantes à considérer : d'abord le
bain en lui-même, c'est-à-dire le contact subit, plus ou moins prolongé d'une eau froide,
et en second lieu, l'effet produit sur la peau et
sur toute l'économie par le contact ou l'absorption des sels que contient l'eau de mer.

Comme bain froid, le bain de mer est un moyen employé par l'hydrothérapie, soumis à toutes les lois, à toutes les indications de cette médication énergique. Il ne peut convenir qu'aux personnes bien portantes, ou bien dans des cas de maladies bien déterminées ; car s'ils ne font pas de bien, à coup sûr ils feront alors le plus grand mal.

Comme bains minéralisés, les bains de mer ont un effet bien plus prompt, bien plus puissant que nos bains bicarbonatés. Nous voyons des personnes, à la suite d'un seul bain de mer, éprouver à la peau une éruption vive, avec cuisson et fièvre, et là il n'y a pas moyen d'en atténuer l'effet en mitigeant l'eau, en adoucissant son effet par l'addition du son ou de la gélatine. Quoique la durée de ces bains soit toujours très-courte, et qu'elle se borne le plus souvent à une simple immersion, cependant les accidents sont quelquefois très-graves : il serait donc imprudent de s'y exposer à la légère, et de risquer de perdre instantanément le bénéfice de la cure thermale qu'on vient de faire.

Rien de plus complexe que l'effet d'un bain de mer ; l'état calme ou agité du liquide, la natation ou le repos, la température de la mer

et de l'air ambiant, tout est à considérer, à
calculer, en outre de l'état des forces du malade et de l'affection dont il est atteint. Il est
impossible de tracer des lois générales ; il faut,
comme dans toutes les circonstances, faire de
la médecine au point de vue de l'individu.
Selon qu'on prendra les bains de mer au milieu
d'une population calme ou agitée par la fièvre des
plaisirs, à Dieppe ou à Trouville par exemple;
selon qu'on sera exposé aux vents du nord ou
de l'ouest, ou bien à la température molle et
douce du midi, à Boulogne ou à Marseille, les
effets obtenus seront tout différents. Généralement, je ne suis pas porté à conseiller les
bains de mer en quittant Vichy : j'y vois peu
d'avantage et beaucoup d'inconvénients.

Mais un voyage? Celui qui voyage à son
aise, à petites journées, ne passant pas de nuits
en voiture, pouvant se procurer partout une
vie confortable; celui qui ne voudra pas faire
d'excursions trop fatiguantes, gravir les pics les
plus élevés, franchir les glaciers, user ses
forces par des courses longues et pénibles,
celui-là peut, en quittant Vichy, se livrer à
ses goûts de touriste, et cependant je préfé-
rerais encore, pour lui, le repos, ou que du
moins il commençât par le voyage pour finir
par la cure thermale.

Je suis d'avis qu'après une cure, ce qu'on a de mieux à faire, c'est de se livrer à une vie douce et paisible, et pour cela je donne la préférence à un séjour à la campagne. Là il est facile de se donner le calme nécessaire, de s'assujettir à un régime de vie régulier, bienfaisant, de varier sa nourriture sans sortir des bornes d'une frugalité nécessaire. On peut prendre tout l'exercice dont on a besoin, sans fatigues excessives, énervantes; les travaux des champs ou du jardinage, les plaisirs de la chasse, de la pêche. les promenades variées; en un mot, la vie en plein air, voilà ce qui convient par-dessus tout à nos convalescents. Les réunions d'amis, de parents, de bonnes et douces conversations, des lectures intéressantes faites en commun, la musique, la peinture, tout ce qui peut élever l'âme et nourrir l'intelligence, n'y a-t-il pas là de quoi satisfaire à tous les désirs, sans aucune de ces excitations mauvaises qui agissent sur le système nerveux et l'épuisent? Je dirai donc à nos malades : allez à la campagne, restez-y longtemps, toujours, si vous le pouvez, et soyez certain d'y trouver ce que ne peut donner la ville, une santé robuste et résistant à toute épreuve;

Le séjour à la campagne offre surtout l'avantage de pouvoir faire sur place une cure de raisin, quand elle a été recommandée par le médecin. Nos anciens y attachaient une grande importance, et l'ordonnaient souvent pour les affections des voies biliaires : M. Prunelle en faisait grand cas, et notre propre expérience nous a confirmé dans cette pratique, Mais il ne faut pas croire que cette cure convienne à tous ceux qui ont une maladie du foie, et surtout qu'elle consiste à se gorger de raisin sans mesure. Là quantité de raisin doit être modérée ; les effets relâchants qu'il produit ont besoin d'être surveillés et contenus dans de certaines bornes. Faite sans précaution, une cure de raisin peut amener une diarrhée que l'on n'arrête pas facilement, et des accidents dyspeptiques qui réagissent sur toute la digestion et sur les fonctions de l'organe hépatique.

§ III. — Eaux transportées. — Sels de Vichy.

L'eau de Vichy est souvent ordonnée, soit par continuation du traitement à ceux qui sont venus la prendre d'abord à la source, soit pour les personnes qui ne peuvent quitter leurs affaires ou leur famille.

L'eau transportée, de quelques précautions qu'on entoure l'embouteillage, perd toujours une partie de ses qualités. Le gaz acide carbonique libre diminue, celui qui était combiné se sépare aussi en partie : de là, dépôt de diverses substances qui ne peuvent plus rester dissoutes. Probablement aussi de nouvelles combinaisons s'opèrent, et l'on ne peut dire que l'eau transportée puisse complétement remplacer l'eau bue à la source. Ajoutez à cette différence dans la composition de l'eau, les effets du voyage, de la distraction. du changement complet d'air, du régime alimentaire et d'habitudes, et vous vous expliquerez facilement comment une saison d'un mois faite à la source produit bien plus d'effets que l'usage de l'eau transportée, fût-il prolongé pendant plusieurs mois. Malgré ces différences, cela n'empêche pas l'eau transportée de rendre d'éminents services, parce que mise en bouteille avec le plus grand soin, elle conserve une grande partie de ses qualités.

Il ne faut pas penser à employer loin de la source l'eau de nos sources dites sulfureuses. La très minime quantité de principes sulfureux qu'elles contiennent est déjà peu appréciable à la source même ; elle disparaît complétement à l'embouteillage.

La source de Hauterive est celle qui conserve le mieux son gaz. Souvent même je recommande de le laisser un peu évaporer, avant de boire, quand je puis craindre pour le cerveau les effets du gaz carbonique. Les personnes qui n'ont pas besoin de fer devront lui préférer l'eau des Célestins (vieille source); elle conserve parfaitement son gaz et toutes ses propriétés. Comme eau ferrugineuse, on peut choisir entre la source de Hauterive, celle de Mesdames, la source nouvelle des Célestins, qui de toutes est la plus ferrugineuse. Pour les maladies du foie et de l'estomac, on choisit selon l'indication du médecin, la source Lardy, la Grande-Grille ou la source de l'Hôpital, mais celle-ci ne se conserve pas toujours aussi bien que les autres. La petite quantité de matière organique qu'elle contient en est cause; en se décomposant, elle donne lieu quelquefois à un dégagement d'odeur peu agréable.

Pour être plus certain d'avoir des eaux bien conservées, on a recommandé de n'employer que l'eau des sources froides. Théoriquement, cela est vrai; mais pratiquement, il n'en est pas ainsi. L'eau de la Grande-Grille, qui a 42 degrés, se conserve beaucoup mieux que celle de l'Hôpital, qui a 12 degrés de moins de température, aussi bien que celle de Lardy, qui est presque froide, que celle des Célestins, dont la température n'est que de 17 degrés. La nature a des procédés à elle et se joue de toutes nos règles.

Nous avons déjà dit pourquoi nous ne pensions pas que l'on dût boire l'eau de Vichy aux repas, et surtout la couper avec le vin ; nous n'y reviendrons pas. Comme à la source, l'eau transportée doit être prise soit le matin, à jeun, soit le soir, au moment de se coucher. S'il est nécessaire de la prendre avant ou après le repas, c'est au médecin à le dire, et à déterminer le moment où elle doit être prise.

Une demi-bouteille ou deux verres pris à une demi-heure de distance sont généralement suffisants. Quand l'eau n'est pas en demi-bouteille, il est bon d'en avoir une vide et très propre ; au moment où l'on débouche une bouteille, on la remplit, et quand elle est bouchée avec soin, on la met dans un sceau d'eau fraîche, le goulot en bas. Elle se conserve parfaitement avec son gaz pour le lendemain, et l'on boit immédiatement le restant de la bouteille, en deux ou trois verres.

Il vaut mieux boire l'eau froide, mais il y a des estomacs qui ne s'en accommodent pas.

Alors on peut ajouter dans chaque verrée une petite quantité d'une infusion bouillante de tilleul, de feuilles d'oranger, d'une tisane mucilagineuse, ou du lait chaud, selon la maladie ou le goût du malade. Par ce moyen, l'eau est suffisamment chaude ; elle conserve son gaz et reste plus facile à digérer.

Généralement, quand on part de Vichy, on laisse passer six semaines à deux mois sans revenir à l'usage de l'eau. Il est d'observation que pendant ce temps, les bons effets de la cure se continuent et même se font sentir avec plus d'intensité. Après deux mois, on peut prendre une demi-bouteille d'eau, tous les matins, pendant douze ou quinze jours consécutifs, puis interrompre et reprendre après une quinzaine ou un mois. Cette alternative permet à l'estomac de ne pas se fatiguer ; elle prévient le dégoût, et l'on arrive ainsi jusqu'au retour de la saison.

S'il y a déjà une différence marquée entre l'action de l'eau prise à la source et celle de l'eau transportée, cette différence est immense entre l'eau transportée et les sels dits de Vichy employés pour boisson.

Les sels de Vichy s'obtiennent par une ébullition prolongée qui fait évaporer presque toute la partie liquide. et enlève non-seulement l'acide carbonique libre, mais une partie du gaz combiné. Une telle opération amène nécessairement des modifications dans la combinaison des sels contenus dans l'eau. Quand l'eau a été suffisamment condensée par l'évaporation, on la verse dans des cristallisoirs qui permettent au carbonate de soude de se déposer en masses considérables. Ce sel est de là transporté dans une chambre où, mis en contact avec le gaz acide carbonique, il s'en sature et reconstitue du bi-carbonate de soude. Mais il y a des principes. l'arsenic par exemple, qui pendant l'ébullition sont évaporés en même temps que l'acide carbonique. Puis, pendant la cristallisation, tout ce qui n'est plus saturé par le gaz carbonique, ne reste-t-il pas forcément dans l'eau mère? Tout cela me paraît indubitable: les sels naturels de Vichy ne sont que du bicarbonate de soude très pur et parfaitement préparé ; mais ils ne peuvent complétement reconstituer l'eau de Vichy, telle qu'elle est en sortant de la source. Sous ce point de vue, ces sels ne vaudraient pas mieux pour faire de l'eau de Vichy que l'eau artificielle fabriquée par les pharmaciens, en y mettant tous les principes que l'on trouve dans nos eaux ; et cependant l'eau artificielle devrait être proscrite, parce qu'elle peut tromper les malades, et qu'elle ne peut remplacer l'eau transportée que la nature fournit avec tant d'abondance.

Nous dirons donc aux malades, si vous pouvez venir à Vichy venez-y avec confiance. Si votre santé, vos occupations, votre fortune ne vous permettent pas ce déplacement, prenez de l'eau transportée pour boisson, faites des bains avec les sels de Vichy, vous vous en trouverez bien ; mais ne comptez pas retirer le même avantage que vous auriez retiré de l'eau bue à la source, et des bains pris à l'établissement thermal.

Pour un bain alcalin, on met ordinairement 250 à 300 grammes de sels bicarbonatés, 500 grammes au plus ; on ajoute quelquefois du son, de l'amidon ou de la gélatine, selon la prescription du médecin. On prend ordinairement un ou deux bains par semaine ; mais pendant l'hiver, les grands froids où le mauvais temps obligent souvent les malades à s'en abstenir.

Les pastilles de Vichy ont une grande réputation, le débit en est considérable, et il y a lutte entre les divers fabricants qui vantent, chacun, la supériorité de leur marchandise. Le médecin, qui ne voit dans ces pastilles que du bicarbonate de soude, les ordonne et les recommande comme telles, sans se préoccuper de l'origine, pourvu que le bicarbonate soit bien pur.

Quant à toutes les préparations dans lesquelles on fait entrer, dit-on, l'eau ou le sel de Vichy, tout ce que nous pouvons dire, c'est que les unes constituent, non un médicament, mais un bonbon excellent (sucre d'orge, pralines, etc); les autres ne sont que de misérables inventions qu'il faut laisser à toutes les réclames du charlatanisme.

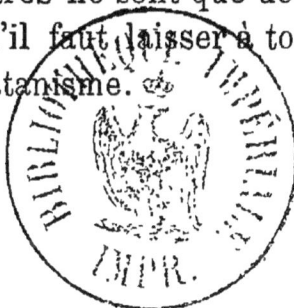

FIN

TABLE DES MATIÈRES

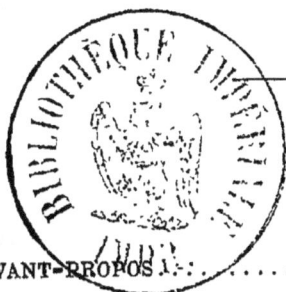

Avant-propos V

CHAPITRE PREMIER. — Avant-la saison . .   1
  § 1. Quand il faut s'abstenir des eaux miné-
     rales   I
  § 2. Choix de la source thermale   5
  § 3. Note du médecin   7
  § 4. Époque de la saison   9
  § 5. Durée d'une saison   15
  § 6. Du voyage   20
  § 7. Préparation au traitement   23

CHAPITRE II. — Pendant la saison   25
  § 1. Choix d'un logement   25
  § 2. Choix d'un médecin   32
  § 3. Eaux de Vichy   44

    A. Origine, composition, température . .   44
    B. Eau en boisson   53
    C. Des bains   66
    D. Douches   86
    E. Bains de vapeur, hydrothérapie   93
    F. Gaz acide carbonique   94

CHAPITRE III. — Hygiène des malades... 100

§ 1. Air. — Habitation. — Vêtements..... 102

§ 2. Aliments. — Boissons............. 108

§ 3. Secrétions. — Excrétions........... 128

§ 4. Exercices du corps et de l'esprit...... 136

§ 5. Veille, sommeil.................. 145

CHAPITRE IV. — Maladies traitées a Vichy 149

§ 1. Maladies de l'estomac et des intestins. 150

§ 2. Maladies du foie................. 156

§ 3. Maladies de la rate............... 162

§ 4. Hémorrhoïdes 163

§ 5. Maladies des voies urinaires........ 165

§ 6. Maladies des organes génitaux....... 172

§ 7. Glycosurie (diabète), polyurie, albumi-
nurié......................... 179

§ 8. Goutte, rhumatisme.............. 188

§ 9. Affections du cœur............... 197

§ 10. Affections de poitrine............ 199

§ 11. Affections cérébrales............. 201

§ 12. Maladies de la peau............. 202

§ 13. Maladies diverses............... 204

CHAPITRE V. — Après la saison......... 207

§ 1. Depart. — Retour aux eaux. — Soins
consécutifs................... 207

§ 2. Bains de mer. — Voyages. — Séjour à
la campagne.................. 215

§ 3. Eaux transportées. — Sels de Vichy... 220

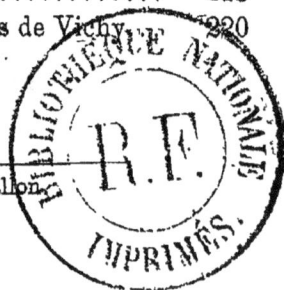

Vichy. — Imp. Wallon

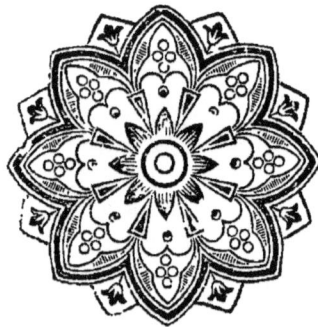